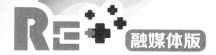
融媒体版

婴幼儿保育与教育指导丛书

丛书主编 刘 馨

本书系北京师范大学教育学部儿童发展与家庭教育研究院项目基金资助成果

# 0~3 岁婴幼儿

0~3SUI YINGYOUER

YINGYANG YU WEIYANG

# 营养与喂养

主 编 杨海河 游 川

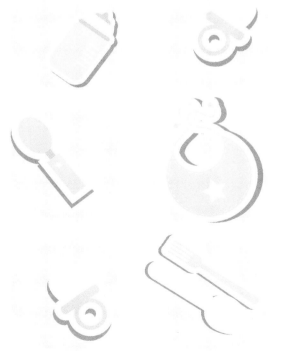

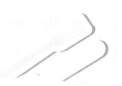

随文扫码
获取资源

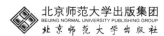
北京师范大学出版集团
BEIJING NORMAL UNIVERSITY PUBLISHING GROUP
北京师范大学出版社

**图书在版编目（CIP）数据**

0～3岁婴幼儿营养与喂养／杨海河，游川主编．
—北京：北京师范大学出版社，2020.1
（婴幼儿保育与教育指导丛书／刘馨主编）
ISBN 978-7-303-25212-1

Ⅰ．①0… Ⅱ．①杨… ②游… Ⅲ．①婴幼儿－营养卫
生②婴幼儿－哺育 Ⅳ．① R153.2 ② R174

中国版本图书馆 CIP 数据核字（2019）第 227767 号

营 销 中 心 电 话　010-57654738　57654736
北师大出版社职业教育教材网　http：//zjfs.bnup.com
电 子 信 箱　zhijiao@bnupg.com

出版发行：北京师范大学出版社 www.bnup.com
　　　　　北京新街口外大街 12-3 号
　　　　　邮政编码：100088
印　　刷：北京盛通印刷股份有限公司
经　　销：全国新华书店
开　　本：787mm×1092mm　1/16
印　　张：11.75
字　　数：230 千字
版　　次：2020 年 1 月第 1 版
印　　次：2020 年 1 月第 1 次印刷
定　　价：42.00 元

策划编辑：于晓晴　　　　　　责任编辑：薛　萌
美术编辑：焦　丽　　　　　　装帧设计：焦　丽
责任校对：段立超　　　　　　责任印制：陈　涛

# 丛 书 序

学前教育事业是一项伟大、神圣而又十分广阔的事业。在所有学段中，学前教育是基础教育的启蒙阶段，更是人一生发展的奠基阶段；它不仅涉及学前教育机构的教育，也包括家庭教育和社会教育。

从学前教育的研究对象及内涵来看，目前基本达成共识的阐释是联合国教科文组织 1981 年在法国巴黎召开的国际学前教育协商会议中提出的，将学前教育界定为："能够激起从初生至小学的儿童（小学入学年龄因国家不同，约在 5~7 岁之间）的学习愿望，给他们学习体验且有利于他们整体发展的活动总和。"此次会议还进一步明确提出，学前教育的关注与研究对象是贯穿整个学龄前阶段的儿童，包括初生的婴孩。

随着脑科学、心理学、社会学和教育学等领域研究的不断深入与发展，越来越多的研究表明，儿童的早期体验、早期经验和早期发展不仅关系到儿童当前的成长和幸福，还对其一生的发展产生重要而深远的影响。0~3 岁是人生的开端，是个体发展的重要时期和奠基阶段，把教育的视线向前延伸至儿童出生（甚至更早）的那一刻起，重视儿童的早期发展，已成为当今国际社会的共识，也是学前教育改革与发展的重要趋势。

自 20 世纪六七十年代开始，一些国家已率先从政府层面逐渐开始将 0~3 岁儿童的早期发展与教育逐步纳入政府主导或支持的公共服务体系之中，如美国、瑞典、法国、新西兰、英国、加拿大、日本、韩国等。尤其是政府加大支持力度，针对贫困人群开展儿童早期发展国家行动，为 0~3 岁儿童提供免费的早期保育与教育服务。进入 21 世纪以来，联合国教科文组织、联合国儿童基金会、经济合作与发展组织等国际组织先后对一些国家在儿童早期发展政策及实践效果方面进行了分析与评估，其研究结果表明，开展高质量的 0～3 岁儿童早期发展与教育项目具有巨大的社会效益和经济效益。

近些年来，我国政府也将 0～3 岁儿童早期教育工作纳入国家决策议程，进入实施阶段。从 2001 年国务院印发《中国儿童发展纲要（2001—2010 年）》，明确提出要"发展 0～3 岁儿童的早期教育""建立并完善 0～3 岁儿童早期教育管理体制"，到 2010 年《国家中长期教育改革和发展规划纲要（2010—2020 年）》中强调学前教育阶段的发展任务中要"重视 0～3 岁婴幼儿教育"、2011 年《中国儿童发展纲要（2011—2020 年）》中进一步强调要"促进 0～3 岁儿童早期综合发展""以幼儿园和社区为依托，为 0～3 岁儿童及其家庭提供早期保育和教育指导""加快培养 0～3 岁儿童早期教育专业化人才"，以及 2013 年教育部启动部分地区 0～3 岁婴幼儿早期教育试点，再到 2019 年《国务院办公厅关于促进 3 岁以下婴幼儿照护服务发展的指导意见》的出台及国家卫生健康委颁布《托育机构设置标准（试行）》和《托育机构管理规范（试行）》等重要文件，显示出国家正在从政策和管理层面积极推进和落实 0～3 岁儿童早期教育指导工作和托育工作。

当前，我国一些地区已经开展了面向 0～3 岁儿童和家庭的儿童早期教育指导工作。随着国家和各地政府对 0～3 岁婴幼儿托育工作的积极推进和大力支持，面向低龄幼儿开办的托育机构也在逐渐增多。

儿童的健康成长关系到人类的未来，关系到千家万户的幸福。科学、适宜的儿童早期教育需要高素质、懂专业的保教人员和管理者，也需要爱儿童、懂儿童、会科学育儿的家长。为了适应我国 0～3 岁儿童早期教育指导和托育工作的需要，支持相关行业从业人员的培养与培训，也为了更好地服务于婴幼儿家长，北京师范大学出版社特邀京津两地从事 0～3 岁儿童早期教育研究和实践的多名专家组成了"婴幼儿保育与教育指导丛书"的研究与编写团队。其中既包括在高校从事 0～3 岁儿童早期发展与教育研究的教师和区级从事早期教育指导的教研员，也包括具有丰富实践经验的儿童保健与疾病防治的医务工作者，以及来自于一线、多年从事 0～3 岁儿童早期教育指导和托育工作的教师与管理者等。我们致力于将科学、适宜的儿童早期教育理念与专业理论知识、实践指导有机结合，更好地提升儿童早期教育工作者和管理者的专业素养、专业知识与实际操作能力，提高家长科学育儿的能力。

本套丛书从 0～3 岁婴幼儿身心发育与发展的年龄特点出发，围绕 0～3 岁婴幼儿的生活照护、卫生保健、发展与促进以及早期教育机构的组织与管理展开，构建成三大模块的内容体系，计划包括 10 余册。

第一个模块为"婴幼儿养育基础"。该模块包括《0～3 岁婴幼儿生长发育与心理发展概论》《0～3 岁婴幼儿营养与喂养》《0～3 岁婴幼儿日常照护》和《0～3 岁婴幼儿常见疾病与意外伤害预防及护理》等。

第二个模块为"婴幼儿教育指导"。该模块包括《0～3 岁婴幼儿动作发展与教育》《0～3 岁婴幼儿认知与语言发展及教育》《0～3 岁婴幼儿情感与社会性发展及教育》《0～3 岁婴幼儿艺术启蒙教育》等。

第三个模块为"早期教育机构的组织与管理"。该模块包括《早期教育指导机构组织与管理》《托育服务机构组织与管理》等。

真诚地期望本套丛书能满足正在从事或即将从事 0～3 岁儿童早期教育指导和托育服务工作的保教人员和管理者的专业学习、教研与培训的需求，同时，也能为广大婴幼儿家长及关心儿童发展事业的社会工作者提供科学育儿和专业指导的支持与帮助。

刘 馨

2019 年 10 月于北京师范大学

　　婴幼儿是人生的初始阶段，这一时期的身心健康影响深远，持续终生。保障和促进婴幼儿健康成长是家庭、社会的共同责任，更是国家人才战略的重中之重。营养和教育是影响婴幼儿生存和发展最重要的环境因素，营养是生存的基石，教育是发展的阶梯，相辅相成，缺一不可。

　　本书主要围绕婴幼儿生长发育、营养需求和喂养特点展开内容。全书共四章，分别阐述了婴幼儿营养与喂养特点、孕期及哺乳期营养重要性、婴幼儿喂养原则和实施方法、营养性疾病的常见原因和预防措施等。

　　本书主要读者对象为早期教育相关工作者、家长及相关专业学生而非医学专业人员，故在内容布局上有所考虑和侧重，编写时以"基础知识简明扼要，基本理念科学先进，基本技能规范、实用、可操作性强"为主要原则，充分参考和借鉴儿童生长发育、营养、喂养等相关领域的最新权威指南和共识，在保证基础知识和基本理念具有科学性和先进性的前提下，强调实践指导性内容的实用性和可操作性，力争使本书符合当前早期教育事业发展和工作者实践需要。

　　本书由北京妇幼保健院儿科主任医师杨海河、妇女保健主任医师游川担任主编，负责全书框架拟订和统稿工作。各章具体编写分工如下：第一章由杨海河编写；第二章由北京妇幼保健院妇女保健副主任医师陶旻枫、大连市中心医院医学营养科主任医师王兴国编写；第三章由北京妇幼保健院儿科主治医师唐玥编写；第四章由北京妇幼保健院儿童保健副主任医师孟杰编写。所有参编者都是工作在三级甲等医院的儿科、妇产科及临床营养科医生，常年工作在临床、保健一线，工作经验丰富，专业基础扎实，知识更新快，为本册书的编写质量提供了基本保障。

编写过程中，大家严谨求实，虚心探讨，并积极克服工作繁忙带来的困难，不辞辛苦，团结协作，在共同努力下本册书得以按期完稿，在此本人对各位编者的付出表示衷心感谢！"婴幼儿保育与教育指导丛书"主编北京师范大学刘馨副教授对本册书的编写给予了极大的支持和帮助，北京师范大学出版社于晓晴编辑在本书编写过程中热忱地提供了很多宝贵意见和建议，在此一并致谢。

由于编者水平所限，不足之处在所难免，欢迎各位同仁和读者在使用过程中不吝提出宝贵意见，以便日后修改完善。

杨海河

2019 年 8 月

# 目录

民以食为天，通过摄取食物获得必需的营养是人类生命存在和发展的必要条件，没有食物和营养，人类将无法生存。

饮食和营养对婴幼儿的体格生长和神经心理发育尤为重要，年龄越小，影响越大。0~3岁的婴幼儿年龄小、生长快、营养需求量大，但自身摄食能力和对食物的耐受能力有限，饮食需要成人安排，摄食过程需要成人帮助。帮助婴幼儿摄食的过程称为婴幼儿喂养。婴幼儿饮食与喂养受社会经济、文化观念、家庭条件、父母亲等照护人文化程度和知识水平等诸多因素的影响。

国内外大量数据显示，即使在社会经济发达地区，因饮食不当造成的营养问题、生长发育问题及相关疾病也不少见，年龄越小，发生率越高。现实生活中，有关婴幼儿喂养和营养的问题比比皆是，有因常识缺乏造成的无措，如"怎样才知道奶够不够孩子吃""夜里宝宝睡得很香，该不该把他弄醒喂奶""大便颜色发绿是不是说明消化不好，该不该用药治疗"；也有因文化观念差异带来的困惑，如"我家大宝是男孩，胖点儿就算了，可二宝是个女孩，才3个月就长这么胖，需不需要减肥"；还有因知识错误造成的行为偏差，如"长期给宝宝喂母乳容易身材走样，准备选个最好的奶粉，您说哪个牌子好呢""家里的鸡蛋一个也舍不得吃，奶奶全攒着，卖了钱后都给宝贝孙子买营养品（包装精美的乳酸饮料）加强营养了，可孩子还是面黄肌瘦的，这是咋回事儿呢"……上述事例表明，婴幼儿饮食和喂养并非只是一个惯性运行的"日常生活"，更多情况下其实是一种有难度、有"技术"内涵的复杂过程。

怎样才是正确喂养？如何喂养才能满足婴幼儿营养需求？如何利用喂养过程促进婴幼儿身心健康成长？带着这些问题，让我们共同走进《0~3岁婴幼儿营养与喂养》。

# 第一章　婴幼儿营养与喂养概述

通过学习本章，你将可以：

1. 了解婴幼儿营养与喂养的关系及意义。
2. 掌握婴幼儿的生长发育特点。
3. 熟悉婴幼儿期营养需求特点。
4. 掌握婴幼儿喂养特点及科学喂养原则。

## 一、婴幼儿营养与科学喂养的意义

本书中所称"婴幼儿"是指 0~3 岁年龄段的小儿。其中出生到不满 1 周岁称为婴儿，1 岁至不满 3 岁称为幼儿，新生儿（从出生脐带结扎至生后第 28 天）是婴儿早期的一个特殊阶段[①]。营养是指通过摄取外界物质供给生命所需热量和营养素的过程，营养物质主要来自摄入的食物，经过消化、吸收、合成、分解等代谢过程后，以供给热量、构成组织成分、合成生物活性物质等方式被机体利用。营养是生命活动的物质基础，是影响生长发育最重要的因素，婴幼儿年龄越小，营养对其影响越大。婴幼儿期生长发育迅速，为一生的健康奠定基础，合理安排婴幼儿膳食，保证充足均衡的营养是促进婴幼儿正常生长发育、维护生存和健康的必要条件。

---

① 刘湘云、陈荣华、赵正言：《儿童保健学》（第四版），8 页，南京，江苏科学技术出版社，2011。

## （一）婴幼儿营养的意义

人类生命从受精卵细胞开始，必须不断从外界摄取营养才能维持生存和发展，妊娠期和婴幼儿期营养是影响婴幼儿健康的重要因素。

**1. 妊娠期营养对婴幼儿健康的意义**

自卵子与精子结合至胎儿娩出，称为胎儿期。胎儿是生命的开端，是婴幼儿生命的早期阶段。从受精卵细胞发展到成熟胎儿，整个胎儿期的成长包括体格增长、器官发育、组织分化等，所需营养全部来源于妊娠母体，孕母营养是胎儿生存和发展的物质基础。孕期严重营养不良可导致流产和死胎，也是胎儿宫内发育迟缓、早产和新生儿低出生体重的重要原因。胎儿期营养不良影响脑细胞的生长和分化，对胎儿的脑发育有不可逆的负面影响，即使出生后营养改善，智力水平仍难以恢复。某些微量营养素缺乏还是胎儿畸形和其他出生缺陷发生的重要原因，如孕母叶酸缺乏可导致胎儿神经管畸形及唇裂、腭裂等，碘缺乏可引起胎儿甲状腺肿大和先天性甲状腺功能减低症。此外，维生素 C 和铜离子的缺乏可导致胎膜早破。

**2. 婴幼儿营养的意义**

（1）构成人体组织成分。

蛋白质、脂肪、糖、水、矿物质等营养物质参与构成人体组织和细胞，是体格生长和器官发育所必需的营养素。婴幼儿期是人一生中体格生长最快速的阶段，平均体重由出生时的 3 kg 增加到 3 岁时的 14 kg 左右，增幅接近 4 倍，身长则由 50 cm 增加到 96 cm 左右，增长近 1 倍，需要充足的营养供应才能维持正常生长。此外，婴幼儿期在脑重量增长、脑组织发育、脑细胞分化及神经网络构建等方面发展迅速，对营养尤其是蛋白质营养状况极为敏感，严重营养不良可造成脑细胞增长和分化障碍，引起脑发育不良，有研究表明，胎儿及婴幼儿严重营养缺乏可使脑细胞减少 20%~30%、突触减少 30%~40%[1]。

---

① 刘湘云、陈荣华、赵正言：《儿童保健学》（第四版），40 页，南京，江苏科学技术出版社，2011。

（2）维持正常生理功能。

除了构成人体组织外，各种营养素还广泛参与各种功能物质的合成，蛋白质、脂肪和糖主要参与合成酶、激素和抗体；矿物质不仅是很多酶的重要成分，还参与维持细胞内外代谢环境的稳定；水则是机体新陈代谢所必需的内环境成分；维生素虽不参与构成人体组织，但广泛参与各种酶的功能活动；膳食纤维并不被人体吸收，在肠道发挥对物质代谢和肠道微生态的调节作用。营养不良时，机体会发生生化代谢异常、生理功能紊乱和脏器功能障碍，可引发多种疾病，严重者可致死亡。

（3）提供生命活动所需能量。

人体的一切生命活动都需要消耗能量，碳水化合物、脂肪是提供能量的主要营养素，蛋白质也参与部分能量供应。能量供应不足时，机体会出现生长障碍和功能异常。

## （二）婴幼儿营养与喂养的关系

外界食物必须经过摄取、消化、吸收、合成、分解等一系列过程才能变成人体所需要的营养素，这是一个受多因素制约和影响的复杂过程。婴儿呱呱坠地时除了具有相对成熟的吸吮和吞咽能力之外，仅会用哭声表达饥饿，不具备任何自理能力，包括饮食在内的所有日常生活均需成人安排和照顾。随着年龄增长，婴幼儿各系统功能不断发展进步，成长到3岁时基本能够自主进食，但由于神经心理发育尚不成熟，不能完全自理，包括食物选择、搭配、制作，以及就餐环境准备和就餐时间安排等在内的进食过程仍需成人安排和帮助。帮助婴幼儿摄取食物的过程称为婴幼儿喂养，喂养是婴幼儿期获取营养最主要、甚至是唯一的途径。

## （三）婴幼儿喂养的影响因素

### 1. 婴幼儿本身因素

摄取食物是喂养的第一步，包括咬取、吸吮、搅拌、咀嚼、吞咽等在内的一系列摄食动作必须在神经系统协调下，由唇、舌、口腔肌肉等相互配合才能顺利完成，而与摄食行为密切相关的味觉、嗅觉、温度觉等感知觉也随着神经系统的发展而不断变化，因此，摄食方式受神经心理发育水平制约。

消化、吸收是喂养的第二步，摄入的食物必须经过消化、吸收后才能作为营养素被机体利用，此过程主要由消化系统完成。婴幼儿期消化系统结构及功能随年龄增长而不断变化，可耐受食物的种类和性状亦随之不同。

婴幼儿的营养需求与生长发育情况密切相关，生长速度越快，营养素需要量相对越多，婴幼儿在不同年龄段的生长发育情况不同，相应的营养素需求及所需食物的种类、数量及食谱结构亦随之变化。

**2. 其他因素**

社会经济水平和生活状况是影响婴幼儿喂养的重要因素。据世界卫生组织（WHO）及联合国儿童基金会（UNICEF）专家估计，在发展中国家约有 1/3 的儿童患有营养不良，明显高于发达国家，而我国边远及经济不发达地区的儿童营养不良发生率也远高于发达地区。研究显示，物质匮乏，尤其是高质量食物缺乏是导致经济落后地区儿童营养不良高发的重要因素。

家庭因素是影响婴幼儿喂养的另一重要环境因素。多项研究表明，儿童喂养质量及营养状况与其父母的文化程度和饮食习惯密切相关，农村母亲文化程度在高中以上的儿童低体重率和生长迟缓率分别为 14.3% 和 28.9%，而母亲文化程度为小学的儿童低体重率和生长发育迟缓率则分别达 20.2% 和 40.8%，相差超过40%。因此，父母或其他照护人的知识水平和喂养行为是影响婴幼儿喂养效果的重要因素。

## （四）科学喂养的意义

满足营养需求是婴幼儿喂养的第一目的。婴幼儿阶段营养需求旺盛，但消化吸收功能不成熟，突出的"供需矛盾"使这一时期的喂养过程充满挑战，营养问题多发。2002 年由卫生部、科技部、国家统计局等部门在全国 31 个省、自治区、直辖市组织"中国居民营养与健康调查"，所获得的资料显示我国 5 岁以下儿童生长迟缓和低体重率分别为 14.3% 和 7.8%。调查资料还显示，长期喂养不当是我国儿童营养不良高发的重要原因。科学喂养的核心含义是"根据发育特点，选择适宜食物，合理安排喂哺"，这既是喂养的基本原则，也是有效解决婴幼儿喂养难题和矛盾、保证正常营养供给、预防喂养不当和营养不良发生的必要手段。

饮食是最重要的日常生活，喂养不仅是提供营养的手段，而且也是婴幼儿自身能力和社会性行为学习和发展的重要机会。喂养是父母等照护人与孩子之间最密切的亲子互动。自婴儿期起，家长就应通过适宜的喂养行为，如细心观察并积极回应饥饱信号、耐心鼓励但不强迫进食、重视进食过程中语言和眼神交流、精心安排进餐环境等促进安全型亲子依恋关系的建立。婴幼儿饮食习惯、生活作息和自理能力的发展与自身神经心理发育水平及父母的培养均有相关，家长在喂养实施过程中应根据年龄特点设定进餐规矩（如进餐时间、环境、气氛等）以培养饮食习惯和生活作息，并根据神经心理发育水平给予自我进食的机会（不要求正确使用餐具等）培养其自理能力。促进身心同步成长是科学喂养的另一个重要目的。

# 二、婴幼儿生长发育

生长发育是儿童不同于成人的最大特点，生长是指细胞的增殖、增大及细胞间质的增加，表现为全身各部分、各器官、各组织大小、长短及重量的增加，代表生命的量变；发育是指各系统、器官、组织功能的增进，表现为各系统及器官功能的发展和完善，代表生命的质变。营养是生长发育的物质基础，生长发育则是反映营养状况的重要指标。

## （一）体格生长发育

常用体格生长指标包括体重、身高、头围、牙齿等。

### 1. 体重

体重是人体各系统、器官、体液的重量总和，体重是监测婴幼儿发育和营养状况的最重要指标。

体重增长速度与年龄有关，年龄越小，增长越快。我国正常足月新生儿出生体重为 2 500~4 000 g，出生后前 3 个月内平均月增幅 1 000~1 200 g，4~6 个月平均月增幅减半，为 500~600 g，7~9 个月平均月增幅再减半为 250~300 g，10~12 个月平均月增幅减至 200~250 g，1~2 岁体重增长速度变慢，平均年增幅为 2.5~3 kg，2~3 岁体重年平均增幅为 2 kg。新生儿出生数日内可因多睡少吃、胎粪排出等致水分丢失，出现"生理性体重下降"，特点为生后 3~4 天体重降至最低点，以后逐渐回升，一般在 7~10 天恢复到出生体重，降幅一般不超过出生体重的 6%~9%，早产儿体重恢复较慢。监测体重增长情况时应注意这一特殊生理现象。

体重是指空腹、排空大小便情况下的身体净重，测量前应该让婴幼儿进行一次排便，理论上还应该除去婴幼儿的衣物，但是这种情况下容易造成婴幼儿受凉，所以可以让婴幼儿穿着衣物测量，之后再减去衣物的重量。一般根据年龄选用测量工具，婴儿常采用盘式杆秤或电子秤（见图 1-1），最大载重 10~15 kg；幼儿则多用杠杆式体重计或电子体重秤，最大载重 50 kg。体重记录要求精确到 0.01 kg。

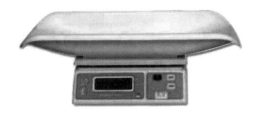

图 1-1　婴儿秤

## 2. 身高（长）

身高是指头顶到足底的垂直距离，婴幼儿一般采用仰卧位测量的身长代表身高。身高（长）也是反映体格生长和营养状况的重要指标，但其影响因素多，个体差异大，对营养状况的反映较体重为迟，一般较长时间营养不良才会出现身高的生长异常。我国正常足月新生儿平均出生身高约为 50 cm，出生后前 3 个月平均每月增长 3.5~4 cm，4~6 个月月平均增长 2 cm，6~12 个月月平均增长 1 cm 左右，1~2 岁年平均增长 11~12 cm，2~3 岁年平均增长 5~8 cm。

婴幼儿身高测量一般要求采用标准量床（见图 1-2），给被测婴幼儿脱去鞋袜，使其仰卧于量床底板中线上，头顶头板，面朝上，两耳在同一平面，躯体呈直线贴紧底板，检查人员站在被测婴幼儿右侧，右手移动足板贴紧婴幼儿两侧足跟，双侧有刻度的量床要求两侧读数一致，身长记录要求精确到 0.1 cm。

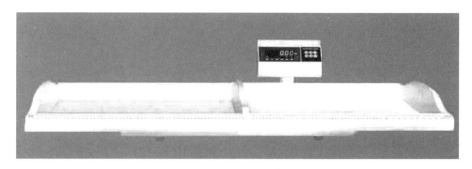

图 1-2　婴儿量床

### 3. 头围

头围是指沿眉弓上缘最突出处经枕骨结节（枕部最突出处）绕头一周的长度，头围表示头颅大小，是反映脑发育程度的重要指标，严重营养不良时会影响头围的生长。正常足月新生儿出生时平均头围 34 cm，前半年增幅为 8～10 cm，后半年增加 3 cm，1～2 岁增加 2 cm，2～5 岁增加 2 cm。

头围要求用带有厘米和毫米刻度的软尺进行测量。被测婴幼儿取立位、坐位或仰卧位，测量人员站（或坐）在被测婴幼儿前或右方，用左手拇指将软尺零点固定于右侧眉弓上缘，软尺经头部右侧绕枕骨结节最高点后回至零点，测得绕头一周的距离即头围，记录要求精确到 0.1 cm。

### 4. 牙齿

牙齿发育受营养及内分泌因素影响，牙齿萌出延迟见于严重营养不良、维生素 D 缺乏及甲状腺功能减退等。

乳牙萌出时间个体差异很大，大多数婴儿在 4～10 月龄开始出牙，2.5 岁左右出齐。乳牙共 20 颗，包括上、下中切牙，上、下侧切牙，尖牙和第一、第二乳磨牙，乳牙萌出顺序如图 1-3 所示。满 13 个月仍无乳牙萌出称为萌牙延迟。

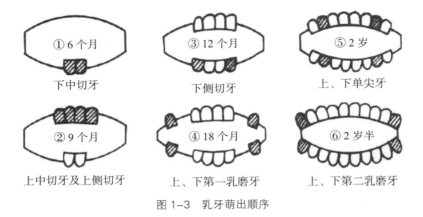

图1-3　乳牙萌出顺序

## （二）脑及神经系统发育特点

婴幼儿时期脑发育迅速，主要表现在脑重量增加、脑细胞增长和分化、神经突触增加和修剪、神经传导网络及神经髓鞘发育等。婴幼儿脑组织对营养敏感，严重营养不良可影响脑发育。由于婴幼儿脑组织中蛋白质比例（46%）显著高于成人（27%），因此，蛋白质营养不良时更容易造成脑发育不良。

脑重量是反映脑组织生长的重要指标，婴幼儿期脑重量增长迅速。新生儿平均脑重量仅390 g，至2岁时增加到900～1 000 g，达到成人脑重量（1 500 g）的2/3；大脑皮层细胞的增长和分化是脑发育的主要体现，人类大脑皮层细胞从胎儿第5个月开始分化，逐渐形成分层结构，在胎儿末期和新生儿期达高峰，以后逐渐减弱，至3岁时，细胞分化基本完成；神经网络的发展始自神经纤维的发育，人类神经纤维自胎儿第7个月开始发育，出生后迅速增加，至2岁时形成有横向、斜线、切线等多方向联系的复杂神经网络；神经纤维髓鞘的发育代表神经传导通路和神经纤维形态学的成熟程度，婴幼儿神经髓鞘发育尚不完全，外界信息通过神经纤维传向大脑时，因无髓鞘"接力"和隔离，兴奋传导缓慢且容易泛化。

## （三）婴幼儿生长发育监测

### 1. 监测指标

体重、身高（长）、头围等是监测婴幼儿生长发育和营养状况最常用的单项指标，主要用于生长水平和生长趋势监测；体块指数（BMI）、身高别体重（W/H）等复合指标主要用于对婴幼儿身体匀称度的评价和监测。

**2. 监测方法**

定期监测体格生长情况，并将个体指标值与同性别同年龄人群参照标准进行比较是目前婴幼儿生长及营养状况评价的主要方法。将个体体格指标测定值与人群参考标准进行比较可得到该指标在正常人群中的位置，即为该婴幼儿此项体格指标的生长水平，所有单项体格指标如体重、身高（长）、头围等均可进行生长水平监测；对某项指标定期连续测量，获得在某个时间段的增长值即该指标的生长速度，用于监测婴幼儿的生长趋势和轨迹。

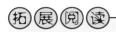

### 体重 / 身高和 BMI 在体格监测中的应用和意义[①]

• 身高别体重（weight-for-height, W/H）是指体重与身高（长）的比值，用以间接反映身体密度和充实度，其优点是不用考虑年龄，是判断 2 岁内儿童营养不良和超重肥胖最常用的指标之一。

• 体块指数（body mass index, BMI），计算公式为 BMI= 体重（kg）/[ 身高（m）]$^2$，是指体重和身高平方的比值，实际含义是单位面积中所含的体重数，指标值间接反映体型和身材的匀称度。BMI 是评价营养的重要指标，与身体脂肪存在高度的相关性，对 ≥ 2 岁儿童超重肥胖的判断优于身高别体重。儿童的 BMI 随年龄而变化，需要采用根据不同年龄及性别制定的 BMI 参照标准。

**3. 监测频率**

监测频率随年龄及生长速度变化而不同，年龄越小，生长速度越快，监测频率越高。目前我国推荐的婴幼儿生长发育监测频率为：6 个月内每月 1 次，6～12

---

① 《中华儿科杂志》编辑委员会中华医学会儿科学分会儿童保健学组：《0～3 岁婴幼儿喂养建议（基层医师版）》，载《中华儿科杂志》，2016（12）。

个月每 2 个月 1 次，1~3 岁每 3 个月 1 次。

## （四）婴幼儿生长发育评价

### 1. 常用儿童体格生长人群参照标准

体格生长人群参照标准是评价儿童生长和营养状况的标尺，通常用数值表和曲线图表示。常用标准包括我国根据 2005 年九省市儿童体格发育调查数据制定的"中国 0~18 岁儿童生长参照标准"（简称"九省市标准"）和 2006 年 WHO 公布的"5 岁以下儿童生长标准"（简称"WHO 标准"）。我国建议对个体儿童生长与营养评价时选择九省市标准，以减少种族差异对评价结果可能带来的影响。群体儿童评价时一般则采用 WHO 标准，便于国际横向比较。常用儿童体格生长评价标准参见附录一至附录四"中国儿童生长百分位曲线图（2005）""中国儿童生长标准差单位曲线图（2005）""中国儿童生长数值表（2005）""WHO 儿童体格生长发育标准差数值表（2006）"。

### 2. 儿童体格生长评价方法

体格生长评价方法很多，最常用的有"标准差法"和"百分位法"。

（1）标准差法

标准差法适用于体格指标呈正态分布的情况，以均数（$\overline{X}$）加减标准差（SD），即"$\overline{X} \pm SD$"表示。一般以"$\overline{X} \pm (1\sim2SD)$"为界值，将体格生长情况分为"上、中、下"三级或"上、中上、中、中下、下"五级，见表 1-1。

（2）百分位法

百分位法适用于体格指标呈正态和非正态分布的情况，是将某一组变量值（如体重、身高）按从小到大的顺序排列为 100 等份，每等份为一个百分位，排列顺序确定各百分位的数值，即百分位数（P）。当变量值呈非正态分布时，百分位数能更准确地反映出所测数值的分布情况。一般采用 $P_3$、$P_{25}$、$P_{50}$、$P_{75}$、$P_{97}$ 百分位数制成表格或曲线图供使用。一般常以 $P_3$、$P_{15}$ 或 $P_{25}$、$P_{50}$、$P_{75}$ 或 $P_{85}$、$P_{97}$ 为界值将体格生长情况分级，见表 1-1。

表 1-1　婴幼儿体格生长评价方法

| 评 价 | 标准差法 | | 百分位法 | |
| --- | --- | --- | --- | --- |
| | 三分法 | 五分法 | 三分法 | 五分法 |
| 下 | ＜均数 −2SD | ＜均数 −2SD | ＜ $P_3$ | ＜ $P_3$ |
| 中下 | | 均数 −（1～2SD） | | $P_3$～$P_{25}$ |
| 中 | 均数 ±2SD | 均数 ±1SD | $P_3$～$P_{97}$ | $P_{25}$～$P_{75}$ |
| 中上 | | 均数 +（1～2SD） | | $P_{75}$～$P_{97}$ |
| 上 | ≥均数 +2SD | ≥均数 +2SD | ≥ $P_{97}$ | ≥ $P_{97}$ |

**3. 分级评价的意义和应用**

三分法评价结果为"正常"和"异常"两种情况，更适用于生长性和营养性疾病的临床诊断；五分法评价结果除"正常"和"异常"外，还有介于二者之间的"中上"和"中下"，尽管这两种情况的具体意义需综合分析，不能一概而论，但往往是早期生长偏离的线索，对营养和生长监测意义更大，见表1-2。

表 1-2　体格生长分级评价的意义

| 评 价 | 体 重 | 身 长 | 体重 / 身长或 BMI |
| --- | --- | --- | --- |
| 下 | 低体重 | 生长迟缓 | 消瘦 |
| 中下 | 体重增长不理想 | 身长增长不理想 | 偏瘦 |
| 中 | 正常 | 正常 | 身材匀称 |
| 中上 | 结合身长评价 | 正常 | 超重 |
| 上 | 结合身长评价 | 正常 | 肥胖 |

# 三、婴幼儿营养需求

蛋白质、脂类、碳水化合物、矿物质、维生素、膳食纤维、水是人类所必需的七大营养素。婴幼儿生长迅速，营养素需要量相对较多。

## （一）热量（能量）

### 1. 热量的来源

热量并非自然存在的物质，主要由碳水化合物、脂肪和蛋白质在代谢过程中氧化产生，其中碳水化合物、蛋白质和脂肪产热量分别为 16.7 kJ/g（4 kcal/g）、16.7 kJ/g（4kcal/g）和 37.7 kJ/g（9 kcal/g）。

### 2. 热量的作用

热量，亦称能量，是人类一切生命活动的"动力源"，人体从分子合成、细胞代谢到各脏器功能运行、肌肉活动及维持体温等，各级水平的生命活动无一例外，都需要消耗热量，充足的热量供应是维持生命和健康的首要条件，热量不足时，机体的生理生化活动不能正常进行，各种营养素都无法正常发挥作用。

### 3. 儿童的热量需求

儿童的热量需求可分为以下五个部分。

（1）基础代谢。

此部分指人体在清醒、安静、空腹情况下，于 18~25℃温度环境中维持生命基本活动所需的热量。人体在单位时间内，每平方米体表面积基础代谢所需的热量称为基础代谢率。基础代谢率受年龄、性别、体表面积、生长发育情况、内分泌及神经活动等因素影响。儿童基础代谢率一般占总热量的 50%，较成人高 10%~15%，各器官的热量消耗与该器官的大小及功能成正比，婴儿脑耗能约占基础代谢总量的 60%，明显高于成人（25%）。

（2）生长发育所需。

此部分是儿童所特有的。体格生长、器官增大和功能成熟均需消耗热量，如每增加 1 g 体重需要消耗 20.9 kJ（5 kcal）热量,增加 1 g 脂肪则需要 50.2 kJ（12 kcal）热量。生长发育所需热量与生长速度成正比，生长越快，所需热量越多，1 岁内生长发育最快，此项热量约占总热量的 20%~30%，幼儿期逐渐减少。正常情况下，婴幼儿热量摄入与消耗处于正平衡状态，若平衡被打破，则会出现病理情况，如热量不足可导致生长迟缓，长期热量摄入过多则可引起超重或肥胖。

（3）活动所需。

此部分热量需求与身体大小、活动强度、活动持续时间、活动类型等密切相关，波动较大。例如，一般情况下，1 岁婴儿每日活动所需热量为 62.8～81.7 kJ/kg（20 kcal/kg），但多动好哭者可高出 2～3 倍，而安静少哭者则减半，活动强度不同，热量需求差异明显。

（4）食物的生热效应。

此部分亦称为食物特殊动力作用，是指摄取食物后 6～8 小时体内热量消耗额外增加的现象，主要用于对食物中的营养素进行消化、吸收、代谢和转化。各类食物此项耗能并不相同，蛋白质约为其所供热量的 30%，碳水化合物和脂肪仅为 4%～6%。婴儿以奶类为主食，蛋白质较高，此项耗能占总热量的 7%～8%，进入混合膳食为主的幼儿阶段时则大多降至 5% 左右。

（5）排泄丢失。

食物被消化吸收后的剩余部分和营养素被利用后的代谢产物均带有热量，从体内排出时可造成能量丢失，混合膳食阶段的婴幼儿此项热量丢失约占总热量的 10% 以下。

上述五个部分的总和即热量需求，我国婴幼儿热量的推荐摄入量（recommended nutrient intake，RNI）为 397.7 kJ（95 kcal）/（kg·d），非母乳喂养时需增加 20%，见附录 5 "婴幼儿热量、水、脂肪、蛋白质参考摄入量"。

拓 展 阅 读

## 常用膳食营养素摄入量指标及其意义[1]

• RNI（recommended nutrient intake）：即推荐营养素摄入量，是健康个体膳食营养素摄入量目标。当个体营养素摄入量达到或超过 RNI 时可确定没有摄入不足危险；但由于存在个体差异，摄入量低于 RNI 时并不一

[1]　刘湘云、陈荣华、赵正言：《儿童保健学》（第四版），77 页，南京，江苏科学技术出版社，2011。

拓 展 阅 读

定表明个体未达适宜营养状态。

• AI（adequate intake）：即适宜摄入量，由于某些营养素资料不足，依据不充分，无法给出 RNI，此时可采用 AI 作为个体营养素摄入目标。当健康个体营养素摄入量达到 AI 时，出现营养缺乏的危险性很小；个体摄入量低于 AI 则难以判断其摄入量是否适宜，需要结合其他情况综合判断，如摄入量长期超过 AI，则有可能摄入过量。

## （二）蛋白质

### 1. 蛋白质的作用

（1）构成人体组织。

蛋白质是构成人体组织、细胞和体液的主要成分，是组织生长和修复的物质基础，婴幼儿生长发育快，蛋白质需要量相对较高。人体不同组织蛋白质含量不同，神经细胞和肌肉中蛋白质含量最多，脏器和腺体组织次之。

（2）合成功能物质，参与重要生理生化活动。

蛋白质是酶、激素、抗体等的重要组成成分，食物中的蛋白质是合成上述生物活性物质的重要原料，在生命活动中发挥重要生理作用。酶是机体物质代谢必不可少的催化剂，激素广泛参与人体各种生理活动，抗体则是免疫系统的重要组成部分。除此之外，人类遗传信息的传递（核蛋白），血浆胶体渗透压的维持及小分子物质的运输（血浆蛋白）等均需要蛋白质，因此，蛋白质是人类生命活动不可或缺的营养素。

（3）提供热量。

人类每天所需要的热量有 10%～15% 来自蛋白质。当热量摄入不足时，蛋白质可增加分解产热供机体活动所需，但此种情况下，用于生长和修补的蛋白质将会减少，长期热量供应不足，会导致蛋白质-热能营养不良。

**2. 必需氨基酸与蛋白质的营养价值**

（1）必需氨基酸和非必需氨基酸。

合成人体蛋白质需要 20 余种氨基酸，其中 8 种（儿童期 9 种）氨基酸人体不能合成，必须从食物中获取，称为必需氨基酸，包括亮氨酸、异亮氨酸、缬氨酸、苏氨酸、赖氨酸、色氨酸、苯丙氨酸及蛋氨酸，儿童时期组氨酸也是必需氨基酸。另外 14 种氨基酸在蛋白质和热量供应充足的条件下，可在体内自行合成，称为非必需氨基酸。

（2）食物的蛋白质营养价值。

食物的蛋白质营养价值与其所含必需氨基酸种类、数量及相互间比例是否符合人体需要有关，乳类和蛋类中蛋白质的氨基酸模式最适合人体需要，营养价值最高，动物性蛋白质的蛋白营养价值高于植物性蛋白质。

（3）膳食安排与蛋白质生物利用率。

不同必需氨基酸模式的食物混用可互相"取长补短"，提高蛋白质生物利用率。如米、面、玉米等食物的蛋白中缺乏赖氨酸，与富含赖氨酸的豆类搭配食用，可使必需氨基酸的比例更符合人体需要，提高蛋白质生物利用率，此称为蛋白质互补作用。各种"互补"的必需氨基酸必须在同一时间内摄入才能达到最高利用率，因此膳食安排时必须注重合理搭配。

**3. 蛋白质的来源及婴幼儿需要量**

自然食物几乎都含有蛋白质，其中以奶、肉、蛋、鱼、禽等动物食品中含量为多，植物食品中以豆类（如大豆）及硬果类（如花生）含量较多，谷物含量次之，蔬菜水果中蛋白质含量较少。婴幼儿蛋白质需要量与生长速度及所摄入食物中蛋白质的营养价值相关，年龄越小，生长发育越快，蛋白质需要量相对越大。由于动物乳类及配方奶粉中的蛋白质营养价值低于母乳，因此人工喂养时蛋白质需要量高于母乳。婴幼儿蛋白质需要量参见附录五。

## （三）脂类

脂类包括脂肪和类脂，类脂又包括磷脂、糖脂、固醇和脂蛋白等，在体内发挥重要生理作用。

**1. 脂肪的作用**

（1）提供热量。

脂肪是热量的主要来源，也是提供热量最多的营养素，每克脂肪提供的热量是碳水化合物和蛋白质的 2 倍多。婴幼儿生长发育快，胃容量小，脂肪对满足热量需求尤为重要。

（2）构成人体组织。

脂肪是磷脂、糖脂和胆固醇等的重要组成部分，参与构成细胞膜，磷脂和糖脂还是神经组织的重要成分。

（3）合成功能物质，参与重要功能。

胆固醇是合成肾上腺皮质激素、性激素和维生素 D 的重要物质，广泛参与机体的各项生理功能和代谢调节，脂蛋白是血液脂类运输和储存的载体。

（4）促进消化吸收，增进食欲。

脂溶性维生素如维生素 A、维生素 D、维生素 K、维生素 E 等只能溶于脂肪和脂肪溶剂中，因此只有在脂肪存在的条件下才能被机体吸收；脂肪可使食物更美味、增进食欲，并促使进食后饱食感的产生。

（5）保护脏器，维持体温。

脂肪层包裹机体及脏器，是保护脏器不受冲击、维持人体体温的重要屏障。

**2. 必需脂肪酸及其作用**

脂肪由甘油和脂肪酸组成，脂肪酸包括饱和脂肪酸（不含双键）、单不饱和脂肪酸（含有 1 个双键）和多不饱和脂肪酸（含有 2 个及以上双键）。部分多不饱和脂肪酸人体不能合成，必须由食物提供，称必需脂肪酸，包括亚油酸（18 碳二烯酸）和亚麻酸（18 碳三烯酸）。亚油酸在体内可衍生出 ω-6 不饱和脂肪酸如花生四烯酸，亚麻酸可衍生出 ω-3 不饱和脂肪酸如二十碳五烯酸（EPA）和二十二碳六烯酸（DHA）。DHA 是大脑皮质和视网膜的重要成分，是影响脑细胞增殖、神经传导、突触生长发育的重要因素。由于亚油酸转化成 DHA 的速度慢、转化量少，后者常需要从食物中直接摄取。

**3. 脂肪的来源及婴幼儿生理需要量**

动、植物性食物均是脂肪的重要来源，其中植物油含必需脂肪酸较动物油脂为多，动物油脂或肉类中，以禽类脂肪含必需脂肪酸较多，猪油次之，牛羊脂最少。

婴幼儿膳食脂肪需要量一般以脂肪供热占总热量的百分比（E%）表示，年龄越小，脂肪供热比越高，我国婴幼儿膳食脂肪所提供的热量应占膳食总热量的45%～50%，见附录五。

## （四）碳水化合物

碳水化合物也称糖类，包括单糖（葡萄糖、果糖、半乳糖等）、双糖（乳糖、蔗糖、麦芽糖等）和多糖（淀粉、糊精、糖原、纤维素、果胶等）。除单糖外，其他糖类必须先经消化酶分解为单糖后才能被人体吸收利用，纤维素和果胶不能被吸收。

**1. 碳水化合物的作用**

（1）供给热量。

碳水化合物是最重要、最经济、最直接的能量来源，供热量一般占总热量的50%或更多，婴幼儿可达65%。人体重要脏器，如心脏、肌肉和神经组织主要依赖碳水化合物供能，血液中的葡萄糖是神经组织唯一的能量来源。

（2）构成人体组织和功能物质。

与脂肪或蛋白质结合形成糖酯、糖蛋白或蛋白多糖，参与构成组织和细胞，糖酯是神经组织的重要成分，核糖则是重要的遗传物质。

（3）为脂肪氧化过程提供能量，保证脂肪氧化代谢顺利进行。

（4）保护蛋白质，避免其过多分解供能。

**2. 碳水化合物的来源及需要量**

婴儿早期碳水化合物主要来源于乳汁中的乳糖，婴儿后期及幼儿期除乳类食品外，还来源于谷物、豆类及蔬菜、水果等。

婴幼儿时期碳水化合物需要量较成人相对为多，见附录五。

## （五）水

水是维持生命的重要物质，其重要性仅次于空气。

**1. 水的作用**

（1）参与构成身体成分，是全身组织、细胞的重要组成部分。

（2）为机体新陈代谢提供内环境，人体内所有的新陈代谢活动都必须有水的参与才能完成。

（3）水是各种营养素吸收、运输、利用和排泄过程的载体。

（4）参与维持体液的正常渗透压。

（5）维持黏膜表面和浆膜腔润滑作用。

（6）调节体温。

**2. 水的来源**

人体的水主要来源于饮用水和食物，组织代谢和食物在体内氧化过程也可以产生一部分内生水。

**3. 水的需要量**

婴儿体内水分占体重的 70%～75%，较成人（60%～65%）高。幼儿生长发育旺盛，需水量也多。需要强调的是，水的需要量既与饮食、新陈代谢状态密切相关，也受环境温度、湿度及疾病等因素影响，因此喂哺水量时应具体情况具体分析，不能机械照搬参考用量。

婴幼儿水需要量参见附录五。

## （六）维生素

维生素是人类正常生命活动所必需的一大类有机物质，广泛参与酶系统的功能或作为辅酶的重要成分，在调节人体物质代谢和生理功能、维持儿童正常生长发育等方面发挥重要作用。

**1. 维生素的特点**

（1）不提供热量，不构成人体成分。

（2）除维生素 D 之外，绝大多数维生素人体不能合成，必须从食物中得到供给，但需要量极小。

（3）根据溶解性分为脂溶性（维生素 A、维生素 D、维生素 E、维生素 K）和水溶性（B 族维生素和维生素 C）两大类。

**2. 脂溶性维生素的来源及作用**

脂溶性维生素易溶于脂肪和脂肪溶剂中，可储存在体内，不需每日供应。缺乏时症状出现较迟，过量易引起中毒。

（1）维生素 A。

只存在于动物食物中，以肝脏、蛋黄、奶油、鱼肝油中含量较多。植物中只含有维生素 A 前体胡萝卜素，以橙黄色或深绿色蔬菜及水果中含量较高，摄入人体后，可转化为维生素 A。维生素 A 在烹调中较稳定，但易氧化，高温油炸及紫外线照射后活性降低。维生素 A 的主要作用包括：促进骨骼、牙齿发育；维持上皮细胞完整性；形成视网膜内视紫质；促进免疫器官发育，维持免疫功能。维生素 A 缺乏时可引起干眼病、夜盲症、角膜溃疡和穿孔，以及皮肤干燥、毛发干枯、生长发育迟滞、易患感染等。长期服用维生素 A 每日 5 万单位可导致中毒，表现为肝脾大、骨膜下新骨形成、四肢痛、颅内压升高、生长停滞等。

（2）维生素 D。

人体内维生素 D 有两个来源，内源性为皮肤中 7- 脱氢胆固醇经日光照射转化为维生素 $D_3$（亦称胆骨化醇），外源性包括动物食物中的维生素 $D_3$ 和植物食物中的维生素 $D_2$。婴幼儿时期富含维生素 D 的食物摄入受限，户外活动受环境温度及空气条件影响，维生素 D 摄入量常常不足，需要额外补充。维生素 D 的主要作用是调节钙磷代谢，包括促进小肠对钙磷的吸收，促进旧骨脱钙和新骨形成，促进肾小管对钙、磷的重吸收。缺乏时可出现佝偻病、婴儿手足搐搦症（低钙惊厥）。

（3）维生素 E。

主要在植物种子中存在，母乳含量较牛乳高，谷物、肉类、坚果、绿叶蔬菜也含有。维生素 E 的主要功能包括保护细胞膜，调节 DNA 合成，促进 RNA 更新和酶蛋白合成，促进血红蛋白合成，保护含铁蛋白和脱氢酶不被氧化，改善免疫功能，促进免疫器官发育，保护胡萝卜素、维生素 A 及亚油酸等在小肠不被氧化。

维生素 E 缺乏时影响脑及周围神经功能。

（4）维生素 K。

绿叶蔬菜及肉、肝、奶、蛋黄、大豆含量较多，谷物及水果中含量少。主要作用是促进 II、VII、IX、X 等维生素 K 依赖凝血因子的合成。缺乏时凝血因子合成和激活受抑制，发生凝血障碍，出现出血症状。新生儿及小婴儿容易发生此类现象。婴幼儿脂溶性维生素推荐摄入量（RNI）或适宜摄入量（AI），见附录六。

**3. 水溶性维生素的作用及来源**

水溶性维生素的特点是易溶于水，摄入后可迅速从尿中排泄，不易储存，需每日供给。缺乏后症状出现迅速，过量摄入一般不易发生中毒。

（1）B 族维生素。

B 族维生素在人体物质代谢中发挥重要作用，其中维生素 $B_1$、维生素 $B_2$ 及烟酸主要参与碳水化合物及蛋白质代谢，维生素 $B_6$、维生素 $B_{12}$ 主要参与氨基酸及脂肪代谢，维生素 $B_{12}$ 还与叶酸协同，参与造血系统功能。

①维生素 $B_1$。动物食品如肉、鱼、蛋、奶、谷物（米、面）及豆类中含量丰富，谷类食物的外皮及胚芽中含量高，精白米面含量少；维生素 $B_1$ 干燥时稳定，遇水易氧化，食物中加碱可破坏维生素 $B_1$，但在加工和烹调时注意则极少发生缺乏维生素 $B_1$ 的情况。维生素 $B_1$ 是氧化脱羧酶系统的辅酶，主要参与糖代谢，在维持消化、循环、神经肌肉系统生理功能方面发挥重要作用；缺乏时可发生脚气病，轻症食欲差、无力、疲乏，膝反射消失，严重者表现为心力衰竭（心型）、抽搐昏迷（脑型），婴儿可发生猝死。

②维生素 $B_2$。动物内脏、蛋、乳类、绿叶蔬菜、全麦及豆类中含量丰富；耐酸、耐热，但易受光和碱的影响而破坏，不易储存，容易发生缺乏现象；维生素 $B_2$ 为人体许多重要酶的组成成分，参与细胞呼吸的氧化还原过程及糖类中间代谢；缺乏时可出现唇干裂、口角炎、阴囊及会阴炎、生长发育迟缓、贫血等。

③烟酸。又称维生素 PP，肉类、动物的肝脏、花生和酵母中烟酸含量较多，奶类食品中富含烟酸，故婴幼儿中缺乏者少见。烟酸是脱氢酶辅酶的重要成分，在机体生物氧化过程中发挥重要作用，缺乏时出现身体裸露处皮炎、腹泻及神经炎。

④维生素 $B_6$。肉、鱼、蛋、奶、蔬菜、谷物中含量丰富。维生素 $B_6$ 是氨基酸转移酶、脱羟酶、脱硫酶等的辅酶，参与蛋白质、脂肪、糖原及核酸代谢，与大脑的能量转化、核酸代谢等相关。缺乏时出现躁动不安、惊厥、贫血、口腔炎、周围神经炎等。

⑤维生素 $B_{12}$。肉、动物的肝和肾脏、奶、鱼、蛋中含量较多，较稳定，易受日光、氧化剂、还原剂、强碱作用而破坏。维生素 $B_{12}$ 促进叶酸的利用，参与核酸、蛋白质及胆碱的合成，促进红细胞发育和成熟。缺乏时会发生巨幼红细胞性贫血，智力落后及免疫功能降低。

（2）维生素 C。

新鲜蔬菜水果中含量丰富。在日光、碱性溶液、金属离子作用下极易氧化。维生素 C 主要参与氧化还原反应及肾上腺皮质激素、免疫球蛋白、神经递质的合成，促进结缔组织成熟和胶原形成，促进铁的吸收及叶酸代谢，是强抗氧化剂。缺乏时可发生坏血病，易发生出血、感染及生长停滞。

（3）叶酸。

在自然界中广泛存在，绿叶蔬菜、坚果、水果、动物的肝和肾脏、蛋、鱼中含量丰富，但乳类食品中含量较少。叶酸主要参与嘌呤、嘧啶的合成和氨基酸转化，参与血红蛋白、肾上腺素、胆碱、肌酸的合成，在蛋白质合成、细胞生长过程中发挥重要作用。缺乏时可发生巨幼红细胞性贫血。

婴幼儿水溶性维生素推荐摄入量（RNI）或适宜摄入量（AI），见附录七。

## （七）矿物质

矿物质包括宏量元素及微量元素，含量占体重 1/10 000 以上者称为宏量元素，1/10 000 以下者称为微量元素。婴幼儿期最容易出现营养问题的矿物质为钙、铁、锌、碘等，其中钙为宏量元素，其他 3 种为微量元素。

**1. 矿物质的特点**

（1）在人体内不能合成，需要从饮食中提供。

（2）参与构成人体成分和调节人体生理生化功能。

（3）不提供热量。

**2. 常见矿物质的食物来源及作用**

（1）钙。

乳类食品为钙的最佳来源，其他食品含量少。钙是骨骼和牙齿的重要成分，离子钙在神经调节、血液凝结、肌肉舒缩等生理活动中发挥重要作用。缺乏时可表现为佝偻病、手足搐搦症。

（2）铁。

动物性食品，如肝、瘦肉、血等含量丰富，且吸收率高，植物类食品含量少，吸收率低，乳类食品（包括母乳）含铁量很少。铁是合成血红蛋白、肌红蛋白、细胞色素的重要元素，参与体内氧的运送、组织呼吸和氧化代谢过程。缺乏时可表现为贫血和生长发育迟缓。

（3）锌。

海鱼、牡蛎、瘦肉、动物的肝脏、禽等动物食品含量高，植物食品含量低，吸收率差，乳类食品含量很少。锌参与体内200余种酶的构成，在蛋白质、脂肪、糖、核酸等的代谢中发挥重要作用。缺乏时可表现为矮小、贫血、食欲差、免疫功能低下等。

（4）碘。

海盐及海产品中碘含量丰富，非沿海地区碘的主要来源于碘盐。碘是合成甲状腺激素的主要原料，在维持人体正常代谢、促进生长发育方面发挥重要作用。碘缺乏时可发生甲状腺功能减低、生长迟缓、智力低下等。

婴幼儿矿物质推荐摄入量（RNI）或适宜摄入量（AI），见附录八。

## （八）膳食纤维

**1. 膳食纤维的来源及特点**

膳食纤维是人体所必需的营养素，为来自植物细胞壁的碳水化合物，包括纤维素、半纤维素、果胶、树胶等，主要来源于蔬菜、水果等食物。人类肠道不能消化吸收膳食纤维，常以原形排出。

**2. 膳食纤维的作用**

（1）膳食纤维中的木质素可吸附胆酸，减少其重吸收，有利于降低血清胆固醇。果胶吸水后则可形成凝胶，降低食物中糖的密度，减轻食饵性胰岛素分泌，利于维持血糖稳定。

（2）纤维素增加食物黏度及体积，促使产生饱腹感，并延迟胃排空时间，可降低摄食量及进食速度，防止能量过剩，预防肥胖发生。

（3）抑制肠道厌氧菌活动，促进嗜氧菌生长，减少胆酸等致癌物产生。通过吸水作用稀释有毒物质，增加粪便体积，并使粪便变软，促进粪便排出。

# 四、婴幼儿喂养特点及科学喂养实施原则

婴幼儿生长发育迅速，其营养需求、消化吸收功能及神经心理发育水平随年龄增长而不断变化，不同阶段喂养特点不同。

## （一）婴幼儿消化系统发育

**1. 婴儿消化系统发育**

（1）0～4个月。

吸吮及吞咽功能较成熟，但舌运动方式原始单一；口腔小，口腔黏膜薄嫩，易受损伤或发生感染；唾液腺发育差，淀粉酶少，不能耐受淀粉类食物。胃呈水平位，容量相对小，贲门括约肌发育不完善，贲门关闭不严，容易发生溢乳，幽门括约肌紧张，胃酸少，胃蛋白酶活性差。肠壁薄，肌肉发育差，蠕动不稳定，肠道淀粉酶、胰酶、胆盐较少。

（2）4～6个月。

舌、面颊及下颚肌肉逐渐能协调配合，乳牙开始萌出，能咀嚼、吞咽泥糊状食品。味觉敏感，唾液分泌增多，口腔淀粉酶水平及活性增加，但口腔浅，故常出现生理性流涎。胃容量增加，胃、肠蠕动增强，胃肠淀粉酶水平升高及活性增加。

（3）6～12个月。

牙齿增多，咀嚼、吞咽能力更加成熟，对食物的味道、性状敏感。肠道蠕动能力增强，胃、肠消化酶水平升高及活性增加，物理及化学消化能力明显进步。婴儿期肝脏发育差，胆汁分泌少，对脂肪的消化吸收较差。

**2. 幼儿消化系统发育**

（1）1～2岁。

口腔变深，唾液腺分泌增加，舌、面颊及下颚肌肉能协调配合，牙齿能切咬食物，摄食、咀嚼、吞咽功能较婴儿期成熟，能进食半固体及固体食物，但牙齿尚未出齐，只能耐受细、软、烂、碎性状食物；小肠长，肠壁薄，通透性高，容易发生消化道感染和过敏性疾病；结肠固定差，易发生肠扭转和肠套叠；肝脏和胰腺发育不完善，胆汁及胰酶分泌不稳定，容易发生消化不良；肾脏排泄能力有所增强，但浓缩、稀释能力仍有限，仅能耐受少量盐类调味品。

（2）2～3岁。

牙齿逐渐出齐，咀嚼、切咬、研磨食物能力增强；胃肠蠕动能力、消化酶水平及活性较婴儿期增强，肝、胰、肾等脏器功能逐渐向年长儿及成人方向发展，但消化、吸收、排泄能力均未完全成熟。

## （二）婴幼儿喂养特点

### 1. 婴儿喂养特点

乳类是婴儿期的主要食品，故婴儿又称乳儿。母乳喂养是婴儿期的最佳选择，无条件母乳喂养或有母乳喂养禁忌症时可选用婴儿配方奶。婴儿的营养素需求及消化吸收功能随年龄增长和生长发育进程不断变化，单一乳类食品不能满足整个婴儿期的营养需求，因此，在乳类喂养的基础上，需适时添加辅助食品，弥补乳类营养的不足。

（1）0～4个月婴儿的喂养。

此阶段生长发育迅速，营养需求高，但消化系统功能不足，摄食（仅具备较原始的吸吮和吞咽能力）和消化吸收（胃肠蠕动差、胃酸和各种消化酶少且活性差）能力均十分有限，只能耐受易消化、不含淀粉的液态食品。乳类食品营养丰富，能提供4个月以内婴儿生长发育所需的几乎所有营养素，母乳中还含有较多的消化酶，能够促进消化吸收，因此，液态乳类尤其是母乳是这一阶段健康婴儿适宜喂养的唯一食品。

（2）4～6个月婴儿的喂养。

此阶段婴儿较之前有两大变化：一是开始具有摄食泥糊状食品和消化含淀粉食物的能力；二是从母体带来的某些微量营养素如铁、锌等消耗殆尽。由于乳类食品中铁、锌等营养素含量不足，继续单纯乳类喂养有营养缺乏倾向。这一时期除液态乳类食品外，有特殊需要时，可尝试添加泥糊状含铁丰富的辅食。

（3）6～12个月婴儿的喂养。

此阶段是食物转换的开始阶段，液态乳类食品已不能满足营养需求，需要逐渐增加营养素密度（液态→半固体→固体）及营养素种类，以满足生长发育需要的能量、蛋白质、矿物质、维生素、膳食纤维等。此年龄开始具有摄取和消化吸收半固体至固体食物的能力，使添加乳类以外食品具有可行性。这一时期在母乳或婴儿配方奶为主要食品的基础上，须根据营养及发育需求逐渐增加辅助食物种类（顺序为谷物→蔬菜、水果→动物食品）；逐步增大食物颗粒（性状按泥状→末状→碎块顺序递进添加）。此时仍不适宜添加盐等调味品。

拓 展 阅 读

## 婴儿进食技能的发展

- 新生儿：新生儿只会吮吸。

- 6周：婴儿学会微笑并且会用舌头将口腔里的食物推出来。

- 8周：婴儿可以用舌头抵住上颚，可以吞咽一些流质食物，但是身体却不能完全消化这些食物。

- 3个月：婴儿的胃肠系统发展到可以消化淀粉了。

- 4个月：婴儿已经做好了吃辅食的准备，能够用吞咽而不是吮吸的方式喝下1000 g左右甚至更多的奶。经常流口水，这说明婴儿就快出牙了。

**拓　展　阅　读**

此时婴儿的体重应该是出生时的两倍，如果一直是人工喂养，那么婴儿体内储存的铁可能已经耗尽，从这时起就需要添加辅食以补充铁。

· 4~6个月：婴儿能够控制头部运动，能够含住食物，不再用舌头把食物顶出来。

· 5个月：婴儿体现出社会性特点，对人和周围的环境会表现出比对食物更大的兴趣。而且会对他人的食物感兴趣，会张开嘴要吃别人的食物。

· 6个月：能坐在较高的椅子上，可以接受成人用勺子喂食。即便是母乳喂养，铁的储存量此时可能也已耗尽，需要添加辅食补充铁。

· 6~9个月：牙齿萌出，咀嚼运动也开始出现，婴儿会对食物进行咬和嚼，可以给婴儿添加较粗的食物，可以用杯子喂食。

· 8个月：能用手指抓软的食物，并把食物放进嘴里。

· 10个月：能用双手握住杯子。

· 12个月：能抓握婴儿专用勺。

资料来源：[美] 凯西·罗伯逊：《儿童早期教育中的安全、营养与健康》，刘馨等译，北京，北京师范大学出版社，2018年。

**2. 幼儿喂养特点**

幼儿期营养及喂养有三大特点：其一，生长速度较婴儿期变慢，但各种营养素需要量明显增加，包括热量、蛋白质、维生素和矿物质等的需要量均已达到或超过成人量的1/2，以液体乳类为主的喂养方式已不能满足广泛增加的营养素需求。其二，从1岁到3岁，随着年龄增长，幼儿乳牙由少到多，逐渐出齐，消化酶水平升高及活性增加，摄取、消化、吸收多种类（如谷物、蔬菜、水果、肉类等）、多性状（如液体、半固体、固体）食物的能力逐渐增强。其三，随着神经心理逐渐发育，幼儿阶段主动进食意识和自我进食能力逐渐加强。至此，幼儿的营养需求和喂养方式已明显不同于婴儿期，其适宜的食物种类、食谱结构、食物性状及进食安排等均逐渐开始向成人方向转换，但由于幼儿消化系统功能及神经心理发育尚未完全成熟，饮食尚需特殊安排。

（1）1~2岁幼儿喂养。

1~2岁是食物转换过渡阶段，喂养重点是主食转换，即主食（正餐）由婴儿时期的液态乳类食品逐渐转换为多种食物搭配而成的混合膳食，相关喂养要点包括：①正餐食谱结构：谷物（米、面等）+动物食品（鱼、虾、禽、肉、蛋）+蔬菜。②正餐膳食制作要求：以软饭、碎肉、碎菜为主，以利于消化吸收；适当添加油、盐、糖等调味品，增加食物的"色""香""味"，以促进食欲及进食兴趣；以"细、软、烂、碎、清淡、少油腻"为标准，注意少盐，避免刺激和油腻食物。③每日膳食安排：三次正餐，两次加餐，加餐主要为水果和奶。需要强调的是，乳类食品尽管已不是主食，但作为幼儿膳食的重要部分，每天至少应有400~600 mL的摄入量，以提供优质蛋白和丰富钙质，满足生长发育需求。

（2）2~3岁幼儿喂养。

此阶段食物转换基本完成，食谱种类和膳食结构接近成人，但由于消化系统尚未完全成熟，因此食物的制作和膳食安排仍不能完全等同于成人。2~3岁是饮食行为和生活方式形成的关键期，此时，除膳食本身，其他喂养重点包括：①利用进餐规矩培养饮食习惯：定时、定位进餐，进食过程保持安静，细嚼慢咽，专心致志，避免跑、跳、打、闹。②给予自食机会培养自理能力：自我进食是一种与神经心理发育相关的、不断进步的能力，一般1岁左右可在成人协助下用勺吃粥，1岁半起可学习自主用勺进食，2~3岁时可锻炼使用筷子。自我进食对发展自信心和自立精神非常重要，家长应给予机会和鼓励。③维护良好食欲：给予择食自由，不强迫小儿吃他不喜欢的食物（除非长期拒绝肉、蛋、乳、豆等基本食物），进餐前避免剧烈活动，避免糖果类零食，用餐时不责骂孩子。④注意进食安全：花生、瓜子、核桃、杏仁、果冻等有呛入气管的危险，应避免给幼儿食用，鱼、蟹、肉类食物应去除刺、壳、骨之后方可给幼儿食用。

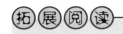

## 幼儿饮食习惯培养建议

- 做容易吃的食物。

- 将手抓食品切成容易咬的小块儿。

- 部分食物应该是湿软的，方便孩子进食。

- 幼儿不喜欢过热或过冷的食物，食品应该与室温相当。

- 幼儿对食物的质地很敏感，他们不喜欢吃块状的和粗纤维的食物。但应该给他们提供这些食物，如果他们不吃，可以隔一段时间再次尝试。

- 幼儿喜欢色彩鲜艳的食物，所以常常更喜欢生的和半熟的蔬菜，因为它们颜色更鲜亮、更爽脆。

- 幼儿可能喜欢特定形状的食物。比如，如果把胡萝卜切成硬币状，幼儿可能就会喜欢吃。

- 幼儿喜欢有趣的食物，如薄烤饼片或三明治片，以及切成不规则形状的食物。

- 给幼儿提供合适的进餐工具——小的餐具、塑料杯、倒水的小罐子、带盖的盘子等，以防止幼儿将食物洒出来。

- 成人要给幼儿做出良好饮食习惯的示范，帮助幼儿选择健康的食物。

- 通过吃东西促进幼儿大运动和精细运动技能，如倒、摆、切、撕、叉等动作发展。

- 帮助幼儿学会如何自选食物。

- 帮助幼儿识别自己身体发出的饿或者饱的信息。

- 绝对不强迫幼儿吃他们拒绝吃的食物。

资料来源：[美]凯西·罗伯逊：《儿童早期教育中的安全、营养与健康》，刘馨等译，北京，北京师范大学出版社，2018年。

拓展阅读

## 婴幼儿喂养建议汇总[1]

| 月龄（月） | 奶类摄入 | 米粉及米面类 | 蔬菜、水果 | 肉禽类 | 营养素添加 | 饮食行为培养 |
|---|---|---|---|---|---|---|
| 0~6 | 纯母乳喂养按需哺乳，从出生时每天8~10次，频率逐渐减少至每天6次；母乳不足或无法母乳喂养才考虑配方奶喂养 | 无 | 无 | 无 | 每天400 IU维生素D，无须补充钙剂 | 母亲乳房喂养，外出时可考虑挤出后用奶瓶喂 |
| 6~8 | 坚持母乳喂养，随着固体食物添加，喂养频率逐步减少至每天4~6次 | 首先从铁强化米粉开始添加，可以用奶冲调，7月龄开始添加厚粥或面条，每餐30~50 g | 开始尝试喂菜泥，到水果泥，逐步从泥状食物到碎末状的碎菜和水果 | 7月龄开始逐步添加蛋黄，以及猪肉、牛肉等动物性食品 | 每天400 IU维生素D，无须补充钙剂 | 固体食物用勺喂，当婴儿可以独坐时可考虑坐在高椅上与成人共同进餐；食物质地从泥状过渡到碎末状 |
| 9~11 | 坚持母乳喂养，喂养频率减少至每天4次 | 从厚粥过渡到软饭，每天约100 g | 每天碎菜50~100 g，水果50 g，水果可以是片块状的，手指可以拿起的指状食物 | 蛋黄可逐渐增至每天1个，每天以红肉类为主动物性食物25~50 g | 每天400 IU维生素D，无须补充钙剂 | 食物质地转换关键期，逐步增加食物多样性，过渡到成人食物，学习用勺自喂技能 |

---

[1]　《中华儿科杂志》编辑委员会中华医学会儿科学分会儿童保健学组：《0~3岁婴幼儿喂养建议（基层医师版）》，载《中华儿科杂志》，2016（12）。

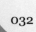

拓 展 阅 读

续表

| 月龄<br>（月） | 奶类<br>摄入 | 米粉及<br>米面类 | 蔬菜、<br>水果 | 肉禽类 | 营养素<br>添加 | 饮食行为<br>培养 |
|---|---|---|---|---|---|---|
| 12～36 | 喂养频率减少至每天2～3次，总量应不低于50 mL/d | 逐渐过渡到与成人食物质地相同的饭、面等主食，100～150 g/d | 每天蔬菜200～250 g，水果100～150 g | 每天动物性食物50～80 g，鸡蛋1个 | 每天400～600 IU维生素D，若奶类摄入充足无须补充钙剂 | 注意饮食行为培养，允许自我进食，12月龄开始学习吸管杯饮水，15月龄停用奶瓶 |

## （三）科学喂养实施原则[①]

**1. 0～6月龄**

（1）建议婴儿出生后至6月龄（180日龄以内）母乳喂养。

（2）母乳量不足时，可采用婴儿配方奶补充。

（3）足月新生儿出生后数日（分娩出院后）即开始补充维生素 D 400 IU（10 µg）/d。

（4）识别婴儿饥饿及饱腹信号，家长及时应答是早期建立良好进食习惯的关键。

（5）正确使用生长曲线，定期评价婴儿营养状况。

**2. 6～8月龄**

（1）母乳仍是此阶段最主要的营养来源。

（2）坚持母乳喂养，引入富含铁的固体食物，如铁强化米粉或富含铁和锌的红肉类食物。

（3）固体食物逐步增大食物颗粒，帮助婴儿学习吞咽、咀嚼，同时确保食物能量密度。

（4）婴儿仍需补充维生素 D 400 IU（10 µg）/d,在保证奶量条件下无须补充钙剂。

---

① 《中华儿科杂志》编辑委员会中华医学会儿科学分会儿童保健学组：《0～3岁婴幼儿喂养建议（基层医师版）》，载《中华儿科杂志》，2016（12）。

（5）正确使用生长曲线对婴儿营养状况进行定期评价。

（6）6月龄时进行血常规检查以筛查缺铁性贫血。

### 3. 9～11月龄

（1）乳类仍然是营养的主要来源。

（2）摄入富含铁和锌的食物，食物品种应逐步多样化，逐步向成人食物过渡。

（3）食物质地转换，婴儿学习咀嚼和自我喂哺的关键时期，喂养不当易导致幼儿阶段各种进食行为问题。

（4）婴儿仍需补充维生素D 400 IU（10μg）/d，在保证奶量条件下无须补充钙剂。

（5）正确使用生长曲线对婴儿营养状况进行定期评价。

### 4. 12～36月龄

（1）1岁后应选择易消化的家常食物，食物质地适宜，可少量添加盐与油，进食的规律与家人一致。

（2）有条件的母亲（乳量充足、儿童不依恋）可继续母乳喂养至2岁。

（3）注重进食行为训练，养成良好的进餐习惯，避免偏食、挑食行为，15月龄后应脱离奶瓶。

（4）幼儿应摄入维生素D 400～600 IU（10～15μg）/d，包括食物及维生素D补充剂来源。

（5）至少500 mL/d奶量，保证钙营养需求。

（6）正确使用生长曲线评价幼儿营养状况。

（7）12月龄开始每年进行血常规检查以筛查缺铁性贫血，预防缺铁性贫血。

## ◎⁎ 本章小结 ⁎◎

婴幼儿是人生的初始阶段，其身心发育是一生健康的基础。营养是健康成长的物质条件，喂养是婴幼儿摄入营养的最主要方式，喂养过程是婴幼儿自身能力和社会性行为发展的重要机会。

本章主要就婴幼儿生长发育特点、营养需求、饮食及喂养原则等进行了阐述，重点介绍了婴幼儿的生长发育特点及科学喂养的内容和实施原则，强调科学喂养是婴幼儿身心健康成长的必要条件。

## 常见问题解答

**问题1** 婴儿必须补充 DHA 吗？

**解答** 我国 0～3 岁婴幼儿每日 DHA 推荐摄入量为 100 mg。母乳喂养时，乳母每日摄入 200 mg DHA（膳食均衡的健康母亲每周食用 1～2 次深海鱼即可达到）基本可以保证乳汁中的 DHA 水平，婴儿不需额外补充；乳母为营养不良或素食者时，婴儿需要额外补充 DHA。人工喂养时需根据配方奶中 DHA 含量确定是否需要额外补充。DHA 不稳定，过量摄入会在体内氧化为自由基，损害人体健康，因此不宜过多摄入。

**问题2** 婴儿睡眠时需要唤醒喂哺吗？

**解答** 2 月内的婴儿，如果睡眠时间超过 4 小时，建议唤醒喂哺，避免出现奶量摄入不足的情况，之后基本在清醒状态下喂哺即可。婴儿 4～5 月龄时摄食及消化吸收能力增强，日间摄入的奶量基本能够满足需求，夜间一般不再需要喂哺。

**问题3** 婴儿必须在出牙后才能喂固体食物吗？

**解答** 婴儿开始出牙时间一般为 4～10 个月，有明显个体差异。出牙前婴儿能用舌头、牙槽、下颌等咬碎并咀嚼食物，因此，固体食物的添加不能以是否出牙为依据。食物质地转换时机主要根据月龄及发育水平，一般 6～8 月龄婴儿辅食可从半固体的糊状过渡到颗粒状固体，8 月龄时可用手指抓起固体食物送入口中，此时可以喂哺块状固体食物。

**问题4** 怎样应用生长曲线图检测婴幼儿体格生长情况？

**解答** 使用生长曲线图监测身高、体重、身高别体重等生长发育指标时，如果生长曲线上相关测量值小于第 3 百分位数（相当于标准差法小于"均值－2 个标准差"）或大于第 97 百分位数（相当于标准差法大于"均值 +2 个标准差"）或与前次评估相比指标上升或下滑跨 2 条百分位曲线，应予以重视，提醒就医。

# 第二章　孕期及哺乳期营养

**通过学习本章，你将可以：**

1. 了解孕期及哺乳期营养的重要性和相关基础知识。

2. 掌握孕期及哺乳期营养饮食的总原则。

3. 领会孕期及哺乳期膳食指南。

4. 学会孕期体重监测和管理方法。

## 一、孕期营养

　　生命最初的 1 000 天（宫内和出生后最初的两年），是对人一生健康影响最大的时期。妊娠期是生命早期 1 000 天的起始阶段，营养作为最重要的环境因素，对母子双方的近期和远期健康都将产生至关重要的影响。孕期胎儿的生长发育、母体乳腺和子宫等生殖器官的发育及分娩后乳汁分泌所必需的营养储备，都需要额外的营养。因此，妊娠各期妇女膳食应在非孕妇女的基础上，根据胎儿生长速率及母体生理和代谢的变化进行适当的调整。孕早期胎儿生长发育速度相对缓慢，所需营养与孕前无太大差别。孕中期开始，胎儿生长发育逐渐加速，母体生殖器官的发育也相应加快，营养需求增大，应合理增加食物的摄入量。孕期膳食应是多样食物组成的营养均衡膳食，除保证孕期的营养外，还将影响婴儿对辅食的接受和后续多样化膳食结构的建立。

## （一）孕期营养的重要性

### 1. 远期影响

1995年英国的大卫·巴克教授提出DOHaD学说，这是一个近年来国内外专家通过大量流行病学研究后提出的关于人类疾病起源的新的医学概念。DOHaD（Developmental Origins of Health and Disease，音译"都哈"，即"健康与疾病的发育起源"）理论认为，除了成人期的生活方式和基因遗传之外，生命早期的环境因素（包括营养）也会影响某些成人非传染性疾病的发生风险。DOHaD理论认为如果生命在发育过程的早期（包括胎儿和婴幼儿时期）经历不利因素（如营养或环境不良等），将会增加其成年后罹患肥胖、糖尿病、心血管疾病等慢性疾病的概率，这种影响甚至会持续好几代人。作为当前医学界最为前沿的研究领域，DOHaD理论强调了孕期宫内环境对于胎儿长期甚至多代健康的影响，对准妈妈们的孕期健康有很重要的指导意义。

生命早期影响因素包括：孕期营养不良、超重、肥胖、内分泌异常等；母体处于应激环境、糖皮质激素暴露；胎儿生长受限；婴幼儿期生长发育迟缓、快速追赶生长；其他社会因素及非营养因素。

生命早期不良因素可以通过影响基因序列的表达，导致成年后健康和疾病风险增加；成年后的某些不良生活方式会激活或加重这种不良基因序列的表达，进一步增加疾病风险，导致成人期的慢性疾病，如糖尿病、心脏病等代谢综合征相关疾病，以及神经性、精神性疾病等发生风险增加。

从怀孕到2岁是生长发育的关键期，良好的营养和养育环境可以降低出生缺陷的发生，保障和促进儿童体格和脑发育，降低对疾病的敏感性。

### 2. 近期影响

孕期营养不良可增加流产、早产、胎膜早破等风险，导致孕妇贫血、妊娠期高血压等合并症风险增加，引起胎儿生长受限、低出生体重、新生儿出生缺陷等风险增加。孕期不合理的营养，如能量摄入过多，将导致孕期体重增加过多，会影响分娩方式，增加阴道助产、产伤、剖宫产的概率。

## （二）孕期营养素需求的变化

### 1. 对宏量营养素需求的变化

碳水化合物、蛋白质、脂类因为需要量多、在膳食中所占的比重大，称之为宏量营养素。孕期宏量营养素需求的变化主要体现为蛋白质需要量的增加。孕早期每天应摄入 55 g 蛋白质，孕中期比孕早期增加 15 g，孕晚期比孕早期增加 30 g。总碳水化合物和总脂肪的需要量并没有增加，只是强调了孕期每日应摄入 200 mgDHA 和 50 mgEPA。

### 2. 对微量营养素需求的变化

矿物质和维生素因需要量相对较少，在膳食中所占比重也较少，称为微量营养素。矿物质中有 7 种在人体内含量较多，叫作常量元素；有 8 种在人体内含量较少，称为微量元素。微量营养素需要量相对较少，但作用非常重要。大部分矿物质和维生素的推荐摄入量，孕期都比孕前有增加，特别是钙、镁、铁、碘、锌、维生素 A、维生素 $B_6$、维生素 $B_{12}$ 及叶酸需求量增加较多。

拓 展 阅 读

### 部分膳食营养素参考摄入量[1]

- 钙：孕早期的每日推荐摄入量与孕前一样，都是每日 800 mg。从孕中期开始每日增加 200 mg，推荐摄入量达到 1 000 mg。

- 镁：孕前每日推荐摄入量为 330 mg，孕期建议每日增加 40 mg 摄入量，达到 370mg。

- 铁：孕早期的每日推荐摄入量与孕前一样，都是每日 20 mg。孕中期增加到每日 24 mg，孕晚期增加到每日 29 mg。

- 碘：和孕前每日 120μg 的推荐摄入量相比，孕期碘的每日推荐摄入量有明显增加——比孕前增加 110μg，每日的推荐摄入量达到 230μg。

- 锌：每日推荐摄入量从孕前的 7.5 mg 增加到 9.5 mg。

---

[1]　中国营养学会：《中国居民膳食指南》，336 页，北京，人民卫生出版社，2016。

## （三）孕期营养饮食的总原则

胎儿的生长发育、母体身体需要及为分娩后乳汁分泌进行必要的营养储备，都需要充足的营养。但增加营养不等于简单地增加饮食量，或多吃大鱼大肉，健康和均衡的饮食在孕期是最重要的。

**1. 孕期膳食的基本原则**

孕期膳食首先要遵循《中国居民膳食指南》所推荐的一般人群膳食几大原则[①]。

（1）食物多样，谷类为主。

平衡膳食模式是最大程度上保障人体营养需要和健康的基础，食物多样是平衡膳食模式的基本原则。每天的膳食应包括谷薯类、蔬菜水果类、畜禽鱼蛋奶类、大豆坚果类等食物。建议平均每天摄入 12 种以上食物，每周 25 种以上。谷类为主是平衡膳食模式的重要特征，每天摄入谷薯类食物 250~400 g，其中全谷物和杂豆类 50~150 g、薯类 50~100 g；膳食中碳水化合物提供的能量应占总能量的 50% 以上。

（2）吃动平衡，健康体重。

体重是评价人体营养和健康状况的重要指标，吃和动是保持健康体重的关键。各个年龄段人群都应该坚持天天运动、维持能量平衡、保持健康体重。体重过低和过高均易增加发生疾病的风险。

（3）多吃蔬果、奶类、大豆。

蔬菜、水果、奶类和大豆及制品是平衡膳食的重要组成部分，坚果是膳食的有益补充。蔬菜和水果是维生素、矿物质、膳食纤维和植物化学物的重要来源，奶类和大豆类富含钙、优质蛋白质和 B 族维生素，对降低慢性病的发病风险具有重要作用。提倡餐餐有蔬菜，推荐每天摄入 300~500 g，深色蔬菜应占 1/2。天天吃水果，推荐每天摄入 200~350 g 的新鲜水果，果汁不能代替鲜果。吃各种奶制品，摄入量相当于每天液态奶 300 g。经常吃豆制品，每天相当于大豆 25 g 以上，适量吃坚果。

---

① 中国营养学会：《中国居民膳食指南》，10~11 页，北京，人民卫生出版社，2016。

（4）适量吃鱼、禽、蛋、瘦肉。

鱼、禽、蛋和瘦肉可提供人体所需要的优质蛋白质、维生素 A、B 族维生素等，有些也含有较高的脂肪和胆固醇。动物性食物优选鱼和禽类，鱼和禽类脂肪含量相对较低，鱼类含有较多的不饱和脂肪酸；蛋类各种营养成分齐全；吃畜肉应选择瘦肉，瘦肉脂肪含量较低。过多食用烟熏和腌制肉类可增加肿瘤的发生风险，应当少吃。推荐每周吃鱼 280～525 g，畜禽肉 280～525 g，蛋类 280～350 g，平均每天摄入鱼、禽、蛋和瘦肉总量 120～200 g。

（5）少盐少油，控糖限酒。

我国多数居民目前食盐、烹调油和脂肪摄入过多，这是导致高血压、肥胖和心脑血管疾病等慢性病发病率居高不下的重要因素，因此应当培养清淡饮食习惯，成人每天食盐不超过 6 g，每天烹调油 25～30 g。过多摄入添加糖可增加龋齿和超重发生的风险，推荐每天摄入糖不超过 50 g，最好控制在 25 g 以下。水在生命活动中发挥重要作用，应当足量饮水。建议成年人每天饮 7～8 杯（1 500～1 700 mL），提倡饮用白开水和茶水，不喝或少喝含糖饮料。儿童、孕妇、乳母不应饮酒，成人一天饮酒的酒精量男性不超过 25 g，女性不超过 15 g。

（6）杜绝浪费，兴新食尚。

勤俭节约、珍惜食物、杜绝浪费是中华民族的美德。按需选购食物、按需备餐，提倡分餐不浪费。选择新鲜卫生的食物和适宜的烹调方式，保障饮食卫生。学会阅读食品标签，合理选择食品。创造和支持文明饮食新风的社会环境和条件，应该从每个人做起，回家吃饭，享受食物和亲情，传承优良饮食文化，树健康饮食新风。

**2. 孕期膳食的特殊要求**

在一般人群膳食指南的基础上，孕期膳食还需遵循下列五条原则。

（1）补充叶酸，常吃含铁丰富的食物，选用碘盐。

叶酸对预防神经管畸形和高同型半胱氨酸血症、促进红细胞成熟和血红蛋白合成极为重要。孕期叶酸的摄入应达到 600 μgDFE/d，除常吃含叶酸丰富的食物外，还应补充叶酸 400 μgDFE/d 即 0.4 mg/d。

为预防早产、流产，满足孕期血红蛋白合成增加和胎儿铁储备的需要，孕期应常吃含铁丰富的食物，铁缺乏严重者可在医师指导下适量补铁。

碘是合成甲状腺素的原料，是调节新陈代谢和促进蛋白质合成的必需微量元素，除选用碘盐外，每周还应摄入1~2次含碘丰富的海产品。大多数食物中碘含量较少，海产品中如海带（鲜，100 g）、紫菜（干，2.5 g）、裙带菜（干，0.7 g）、贝类（30 g）、海鱼（40 g）可分别提供110 µg碘。

建议：孕妇整个孕期应口服叶酸补充剂400 µg/d，每天摄入绿叶蔬菜。孕中、孕晚期应每天增加20~50 g红肉，每周吃1~2次动物内脏或血制品。

拓 展 阅 读

● 如何满足孕期对叶酸的需要

富含叶酸的食物有动物肝脏、蛋类、豆类、酵母、绿叶蔬菜、水果及坚果类。但天然食物中存在的叶酸是四氢叶酸的各种衍生物，均为还原型，烹调加工或遇热易分解，生物利用率较低；合成的叶酸是氧化型单谷氨酸叶酸，稳定性好，生物利用率高。因此，孕期除了常吃富含叶酸的食物外，还应补充叶酸400 µg/d，以满足其需要。每天保证摄入400 g各种蔬菜，且其中1/2以上为新鲜绿叶蔬菜，可提供约200 µgDFE叶酸。

● 如何通过膳食获得孕期额外需要的铁

由于动物血、肝脏及红肉中含铁量较为丰富，且所含的铁为血红素铁，其生物利用率较高，可通过适当增加这类食物的摄入来满足孕期对铁的额外需要。孕中、晚期每天增加20~50 g红肉可提供铁1~2.5 mg，每周摄入1~2次动物血和肝脏，每次20~50 g，可提供铁7~15 mg，基本可以满足孕期增加的铁营养需要。

（2）孕吐严重者，可少量多餐，保证摄入含必要量碳水化合物的食物。

孕早期胎儿生长相对缓慢，对能量和各种营养素的需要量也无明显增加，应维持孕前平衡膳食。如果早孕反应严重，可少食多餐，选择清淡或适口的膳食，保证摄入含必要量碳水化合物的食物，以预防酮血症对胎儿神经系统的损害。具体建议如下。

①孕早期平衡膳食。

孕早期无明显早孕反应者应继续保持孕前平衡膳食。无须额外增加食物摄入量，以免使孕早期体重增长过多。

②早孕反应明显者不必过分强调平衡膳食。

早孕反应是许多孕妇在孕早期都会出现的正常生理反应，不必过于担心和焦虑，保持愉快稳定的情绪，注意食物的色、香、味的合理调配，有助于缓解和减轻症状。早孕反应明显时，不必过分强调平衡膳食，也无须强迫进食。可根据个人的饮食嗜好和口味选用容易消化的食物，少食多餐。进餐的时间地点也可依个人的反应特点而异，可清晨醒来起床前吃，也可在临睡前进食。

③保证每天摄取至少 130 g 碳水化合物。

孕妇应首选富含碳水化合物、易消化的粮谷类食物，如米、面、面包、烤馒头片、饼干等。各种糕点、薯类、根茎类蔬菜和一些水果中也含有较多碳水化合物，可根据孕妇的口味选用。食糖、蜂蜜等的主要成分为简单碳水化合物，易于吸收，在进食少或孕吐严重时食用可迅速补充身体需要的碳水化合物。进食少或孕吐严重者需寻求医师帮助。

**特别提示**

　　进食困难或孕吐严重者应寻求医师帮助。若呕吐严重，尿酮体（++），可考虑通过静脉输液的方式补充必要量的碳水化合物。

（3）孕中晚期适量增加奶、鱼、禽、蛋、瘦肉的摄入。

孕中期开始，胎儿生长速度加快，奶类应在孕前膳食的基础上每天增加 200 g，使奶的总摄入量达到 500 g/d。动物性食物（鱼、禽、蛋、瘦肉）孕中期增加 50 g/d，孕晚期再增加 125 g/d，以满足对优质蛋白质、维生素 A、钙、铁等营养素和能量增加的需要。建议每周食用 2～3 次鱼类，以提供对胎儿脑和视网膜发育有重要作用的 ω-3 长链多不饱和脂肪酸。

①使奶的总摄入量达到 500 g/d 的具体做法：奶是钙的最好食物来源，孕中晚期每天需要摄入各种奶类 500 g/d，可选用液态奶、酸奶，也可用奶粉冲调，可分别在正餐或加餐时食用，孕期体重增长较快时，可选用低脂奶，以减少能量摄入。要注意区分乳饮料和乳类，多数乳饮料中含乳量并不高，不能代替奶。

②孕期增加鱼、禽、蛋、瘦肉的摄入量的具体做法：孕中期孕妇每天需要增加蛋白质 15 g、钙 200 mg、能量 300 kcal，在孕前平衡膳食的基础上，额外增加 200 g 奶，可提供 5~6 g 优质蛋白质、200 mg 钙和 70~120 kcal 能量，再增加鱼、禽、蛋、瘦肉共计 50 g 左右，可提供优质蛋白质约 10 g，能量 80~150 kcal。

孕晚期孕妇每天需要增加蛋白质 30 g、钙 200 mg，能量 450 kcal，应在孕前平衡膳食的基础上，每天增加 200 g 奶，再增加 125 g 的鱼、禽、蛋或瘦肉。

同样重量的鱼类与畜禽类食物相比，提供的优质蛋白质含量相差无几，但鱼类所含脂肪和能量明显少于畜禽类。因此，当孕妇体重增长较多时，可多食用鱼类而少食用畜禽类，食用畜禽类时尽量剔除皮和肉眼可见的肥肉，畜肉可优先选择牛肉。此外，鱼类尤其是深海鱼类如三文鱼、鲱鱼、凤尾鱼等还含有较多 ω-3 多不饱和脂肪酸，其中的二十二碳六烯酸（DHA）对胎儿脑和视网膜功能发育有益，每周最好食用 2~3 次。

（4）适量身体活动，维持孕期适宜增重。

体重增长是反映孕妇营养状况的最实用的直观指标，与胎儿出生体重、妊娠并发症等妊娠结局密切相关。为保证胎儿正常生长发育、避免不良妊娠结局，应使孕期体重增长保持在适宜的范围。

①孕期体重监测和管理。

孕期额外能量消耗用于胎儿生长、胎盘及母体组织增长、蛋白质和脂肪的储备。由于年龄、身材和生活方式等不同，准妈妈能量消耗有很大差异。体重应从孕前开始关注，通过体重指数（body mass index，BMI）进行评估管理孕期体重。医生会根据孕前 BMI（以最后一次月经周期时的体重作为基线计算）即孕妇 BMI= 孕前体重（kg）/［身高（m）］$^2$，提出孕期体重增长范围和速率的建议。我国的评估标准认为 BMI 低于 18.5 为低体重，18.5~23.9 为正常体重，24.0~27.9 为超重，超过 28.0 为肥胖；欧美国家的评估标准认为 18.5～24.9 为正常体重，25.0～29.9 为超重，超过 30.0 为肥胖。

　　因为我国至今没有孕妇孕期增重范围和速率的权威统计数据，所以医生目前参照的是 2009 年美国医学研究院推荐的孕期增重范围和速率（见表 2-1）。

表 2-1　孕期体重增长范围和速率[①]

| 孕前 BMI | | 单胎孕期增重（kg） | 双胎孕期增重（kg） | 孕中晚期增重速率平均（范围）（kg/w） |
|---|---|---|---|---|
| 体重不足 | < 18.5 | 12.5～18.0 | — | 0.51（0.44～0.58） |
| 体重正常 | 18.5～24.9 | 11.5～16.0 | 16.7～24.3 | 0.42（0.35～0.50） |
| 超　重 | 25.0～29.9 | 7.0～11.5 | 13.9～22.5 | 0.28（0.23～0.33） |
| 肥　胖 | ≥ 30.0 | 5.0～9.0 | 11.3～18.9 | 0.22（0.17～0.27） |

　　体重在一天中的不同时刻会相差 1 kg 左右，如吃饭或喝水前后、睡觉前后、大便前后的体重会有所差异。准妈妈最好选择在清晨起床排便后、早餐前，或沐浴后赤脚穿内衣裤时测量。每次选择同样的时间点能减少测量的误差。应坚持记录体重的变化，根据医生推荐的孕期增重范围和速率，了解自己每周体重增加是否在正常范围。

　　孕早期胎儿生长速度较慢，孕妇体重不应有太大变化，以 0.5～2 kg 为宜，每月测量 1 次即可。早孕反应明显的准妈妈可能出现体重下降，这属于正常现象，但要防止体重下降过多，特别要警惕发生酮症酸中毒。没有早孕反应或早孕反应不明显的准妈妈要防止体重增长过快。

　　孕中晚期应每周测量体重，每周增重见上表。需根据体重增长速率调整能量摄入和体力活动水平。体重增长不足者，可适当增加能量密度高的食物；体重增长过多者，应在保证营养素供应的同时注意控制总能量的摄入，并适当增加身体活动。准妈妈可以每次测量体重后，记录在自己相应的 BMI 孕期体重增长监测图

---

[①]　2009 年美国医学研究院（IOM）推荐。

中（见图 2-1），监测体重增长情况。如出现异常，及时就医。

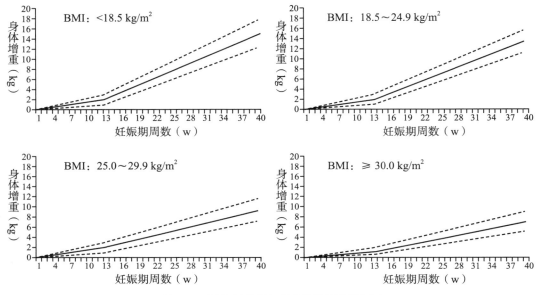

图 2-1    不同 BMI 孕妇的孕期体重增长监测

平衡膳食和适度的身体活动是维持孕期体重适宜增长的基础，身体活动还有利于愉悦心情和自然分娩，健康孕妇每天应进行不少于 30 分钟中等强度活动。

**特别提示**

除了使用校正准确的体重秤，还要注意称重前应排空大小便，脱鞋帽和外套，仅着单衣，以保证测量数据的准确性和监测的有效性。

②孕期进行适当的身体活动。

若无医学禁忌，多数活动和运动对孕妇都是安全的。孕前没有运动习惯但被医生建议可以运动的准妈妈，准备活动后可以从每天 5 分钟开始，选择身体可以接受的运动强度，如步行，每天锻炼 5 分钟，坚持一周，下周增加 5 分钟，循序渐进，直到每次活动 30 分钟。若在孕前有运动习惯，可以选择中等强度的有氧运动。中等强度指运动过程中，能感觉到心率加快，身体微微出汗，运动中可以说话，但不能唱歌。可选择快走、游泳、保健操等有规律的运动身体大肌肉群（胳膊、大腿），每次活动 30 分钟，不超过 45 分钟。

### 特别提示

存在以下情况，要禁止参加孕期运动：不运动的情况下心肺功能受限制；出现严重的贫血（HGB < 60 g/L）影响心脏供血；随着宝宝生长发育腹腔压力增加，出现宫颈机能不全或环扎术都容易导致早产；26 周之后子宫达到宫颈口内缘被诊断的前置胎盘；有早产风险的双胎或三胎；不足 37 周的早产破水；子痫前期或因妊娠引发的高血压会出现血压升高（收缩压 > 140 mmHg，舒张压 > 90 mmHg）、蛋白尿、头痛、眼花、视物模糊等症状。

③注重孕期不同阶段能量需求的变化。

能量是评价营养状况的一个方面，孕期能量需求与孕周及活动强度密切相关，见表 2-2。

表 2-2　孕妇对能量需求的变化[1]

| 身体活动水平 | 能量（EER） | | | |
| --- | --- | --- | --- | --- |
| | 孕前 | 孕早期 | 孕中期 | 孕晚期 |
| 轻 | 1 800 kcal/d | 1 800 kcal/d | 2 100 kcal/d | 2 250 kcal/d |
| 中 | 2 100 kcal/d | 2 100 kcal/d | 2 400 kcal/d | 2 550 kcal/d |
| 重 | 2 400 kcal/d | 2 400 kcal/d | 2 700 kcal/d | 2 850 kcal/d |

从中国营养学会的推荐可以看出，孕早期的能量需求和孕前并无区别，孕中期比孕前增加 300 kcal/d（见图 2-2），孕晚期比孕前增加 450 kcal/d（见图 2-3）：

---

[1]　中国营养学会：《中国居民膳食指南》，335 页，北京，人民卫生出版社，2016。

鸡蛋 60 g　　　　核桃 15 g　　　　面包 1 片

图 2-2　含 300 kcal 热量食物示例

青菜 500 g　　米饭 65 g　　河虾 100 g　　苹果 200 g　　牛奶 100 g

    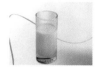

图 2-3　含 450 kcal 热量食物示例

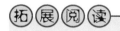

## 孕期妇女每日食物摄入量建议

- 孕早期每天所需能量 1 800 kcal，大约相当于下列食物

- 米饭 250 g

- 蔬菜 300 g

- 水果 200 g

- 肉、禽和鱼虾类 100 g

- 鸡蛋 1 个

- 豆腐 100 g

- 牛奶 200 mL

- 油 1.5~2 勺。

- 孕中期每日食物摄入量建议

- 谷薯类 275~325 g，其中全谷物、杂豆类食物和薯类食物各 75~100 g。

- 蔬菜类 300~500 g，其中绿叶蔬菜和红黄色等有色蔬菜占 2/3 以上。每周至少 1 次海藻类食物。

拓 展 阅 读

－水果类 200～400 g。

－鱼、禽、蛋、肉类（含动物内脏）每天总量 150～200 g，其中瘦畜禽肉和鱼虾类各 50～75 g，蛋类 50 g。每周 1～2 次动物血和肝脏。

－奶类 300～500 g。

－大豆 20g，坚果 10 g。

－烹调油 25～30 g，食盐不超过 6 g。

－水 1 700～1 900mL。

● 孕晚期每日食物摄入量建议

－谷薯类 300～350 g，其中全谷物、杂豆类食物各 75～150 g，薯类食物 75～100 g。

－蔬菜类和孕早期一样 300～500 g，其中绿叶蔬菜和红黄色等有色蔬菜占 2/3 以上。每周至少 1 次海藻类食物。

－水果类和孕早期一样 200～400 g。

－鱼、禽、蛋、肉类（含动物内脏）每天总量 200～250 g，其中瘦畜禽肉和鱼虾类各 75～100 g，蛋类 50 g。每周 1～2 次动物血和肝脏。

－奶类和孕早期一样 300～500 g。

－大豆和孕早期一样 20 g，坚果也和孕早期一样 10 g。

－烹调油 25～30 g，食盐不超过 6 g。

－水 1 700～1 900 mL。

（5）禁烟酒，愉快孕育新生命，积极准备母乳喂养。

烟草、酒精对胚胎发育的各个阶段都有明显的毒性作用，容易引起流产、早产和胎儿畸形。有吸烟饮酒习惯的妇女必须戒烟禁酒，远离吸烟环境，避免二手烟。怀孕期间身体的各种变化都可能会影响孕妇的情绪，需要以积极的心态去面对和适应，愉快享受这一过程。

情绪波动时应多与家人和朋友沟通、向专业人员咨询。适当的户外活动和运动有助于释放压力，愉悦心情。

①孕妇需避免烟酒和不良生活环境对胎儿的危害。

孕妇除了禁止吸烟饮酒外，还要注意避免被动吸烟的影响，尽量避免身处于通风不良和人群聚集的环境中。

②尽情享受孕育新生命的快乐。

孕妇要积极了解孕期生理变化特点，学习孕育知识，定期进行孕期检查，出现不适时能正确处理或及时就医，遇到困难多与家人和朋友沟通以获得必要的帮助和支持。家人也应多给孕妇一些精神上的安慰和支持。适当进行户外活动和运动、向专业人员咨询等均有助于释放压力，愉悦心情。

③母乳喂养需做好准备。

孕中期以后应积极准备母乳喂养。母乳喂养对孩子的健康成长和母亲的产后恢复均十分重要，对宝宝和妈妈都是最好的选择。绝大多数妇女都可以而且应该用自己的乳汁哺育孩子，任何代乳品都无法替代母乳。孕妇尽早学习母乳喂养的方法和技巧，有利于产后尽早开奶和顺利哺乳，可大大提高母乳喂养的成功率。

一要做好心理准备：母乳喂养可给孩子提供全面的营养和充分的肌肤接触，促进婴幼儿的生长发育，还有助于产妇子宫和体重的恢复、降低乳腺癌的发病风险。健康女性都应该选择母乳喂养，纯母乳喂养至6个月，最好坚持哺乳至孩子满2周岁。

二要做好营养准备：孕期平衡膳食和适宜的体重增长，使准妈妈的身体有适当的脂肪蓄积和各种营养储备，有利于产后泌乳。正常情况下，孕期增重中有3~4 kg的脂肪蓄积是为产后泌乳储备能量的，母乳喂养有助于这些脂肪的消耗和产后体重的恢复。

三要做好乳房护理：孕中期开始乳房逐渐发育，应适时更换文胸，选择能完全罩住乳房并能有效支撑乳房底部及侧边、不挤压乳头的文胸，避免过于压迫乳头妨碍乳腺的发育。孕期应每天用温水轻轻擦洗乳头，忌用肥皂、洗涤剂或酒精等，以免破坏保护乳头和乳晕的天然油脂，造成乳头皲裂，影响日后哺乳。

拓 展 阅 读

## 乳母一日食谱举例

- 早餐

  肉包子：面粉 50 g，猪肉 40 g。

  红豆稀饭：大米 30 g，红豆 20 g，红糖 5 g。

  拌黄瓜：黄瓜 100 g。

- 早点

  牛奶：牛奶 250 g。

  煮鸡蛋：鸡蛋 50 g。

  苹果：苹果 100 g。

- 午餐

  生菜猪肝汤：生菜 100 g，猪肝 25 g，植物油 5 g。

  丝瓜炒牛肉：丝瓜 150 g，牛肉 50 g，植物油 10 g。

  大米饭：大米 100 g。

- 午点：

  水果：橘子 100 g。

- 晚餐

  青菜炒千张：小白菜 200g，千张 80 g，植物油 10 g。

  香菇炖鸡汤：鸡肉 100 g，香菇适量。

  玉米面馒头：玉米粉 50 g，面粉 50 g。

- 晚点

  牛奶煮麦片：牛奶 250 g，麦片 10 g，白糖 10 g。

**图片链接**

　　孕期妇女膳食安排可参考"中国孕期妇女平衡膳食宝塔"，通过扫描二维码可浏览详细内容。

## （四）特定孕妇群体营养

　　糖尿病合并妊娠、妊娠期糖尿病、多胎妊娠、孕前体重异常（过瘦或肥胖）、多囊卵巢综合征、甲亢或甲减、曾有不良孕产史等有营养相关高危因素的准妈妈，需要特别注意营养问题，一定要到专科门诊听取医生的建议和指导。在饮食上应注意以下问题。

　　第一，为减少代谢负担，需选择对血糖影响较小的食物。

**拓展阅读**

### 对血糖影响较小的食物举例

- 谷类：大麦、小麦、燕麦、荞麦、黑米等。
- 薯类：马铃薯粉、藕粉、魔芋等。
- 奶类：牛奶、低脂奶粉等。
- 豆类：黄豆、豆腐、绿豆、豌豆、四季豆、扁豆等。
- 水果类：苹果、桃、梨、樱桃、李子、柑橘、柚子等。
- 果汁：苹果汁、水蜜桃汁等。
- 混合膳食：馒头＋芹菜炒鸡蛋、烙饼＋鸡蛋炒木耳、米饭＋鱼、包子、馄饨等。
- 即食食品：全麦或高纤维食品、黑麦面包等。

　　第二，选择奶、鱼、禽、蛋、瘦肉等优质蛋白食物作为主要蛋白质摄入来源。

　　第三，尽量避免摄入含有反式脂肪酸的食物，同时选择蒸、煮、炖等相对健康的加工方式。

第四，已经诊断为妊娠期糖尿病的准妈妈需要到专科门诊就诊，接受规范的治疗和饮食监测指导，以获得良好的母婴结局。

# 二、哺乳期的饮食与营养

哺乳期是女性非常特殊的生理阶段，母亲用乳汁哺育新生子代，使其获得最佳生长发育，并奠定其一生健康基础。在这一阶段，乳母既要分泌乳汁和哺育婴儿，又要补偿妊娠和分娩时的营养素损耗，并促进各器官、系统功能的恢复，因此哺乳期妇女需要更多的营养。乳母的膳食结构仍应坚持多样化和均衡原则，并保持总量合理。除供应基本营养素之外，乳母饮食还影响乳汁的口感和气味，并进而影响婴儿对辅食的接受程度，以及儿童期多样化膳食结构的建立。

## （一）哺乳期妇女的营养需要

世界卫生组织（WHO）建议婴儿 6 个月内应纯母乳喂养，并在添加辅食的基础上持续母乳喂养到 2 岁甚至更长时间。乳母营养状况是泌乳的基础，如果哺乳期营养不足，将会减少乳汁分泌量，降低乳汁质量，并影响母体健康。此外，产后情绪、心理、睡眠等也会影响乳汁分泌。

**1. 能量摄入与体重管理**

（1）乳母的能量需要。

基础代谢、身体活动水平（PAL）与怀孕前差别不大，乳母额外增加的能量需主要由分泌乳汁的能量和体重的变化决定。产后 6 个月内母乳的平均分泌量为 780 g/d，乳汁的能量密度为 2.8 kJ/g，转化效率为 80%，所以产后 6 个月之内每日分泌母乳所需要的能量平均为 2.73 MJ/d（650 kcal/d）。产后 6 个月内乳母平均每月体重下降 0.8 kg，每 kg 体重大致相当于 27MJ 能量，所以每日体重减少提供的能量为 720 kJ（170 kcal），即 0.72 兆焦耳。乳母每日需要通过饮食额外补充能量为：2.73−0.72=2.01（MJ），取整大致相当于 500 kcal。中国营养学会建议，轻体力劳动成年女性的能量需要量（EER）为 1 800 kcal/d，哺乳期（产后 6 个月内）能量需要量（EER）为 2 300 kcal/d。

产后 6 个月后情况比较复杂，坚持母乳喂养的，因为添加辅食，泌乳量有所减少，体重下降也因人而异。应根据自身情况，特别是体重或和身体活动情况，适当增减额外补充的能量值。已断乳的乳母不必考虑额外的能量需要。乳母既要避免因饮食能量摄入不足导致的营养不良，又要避免能量摄入过多，身体活动相对较少导致的产后体重滞留。目前后者更为常见。

（2）避免产后体重滞留。

产后体重滞留是指产后体重比孕前体重多出的部分体重。产后体重滞留是导致女性远期肥胖的主要因素。体重滞留越多，以后肥胖的风险越高。孕期体重增长中有相当一部分是为泌乳储备的脂肪，这些脂肪应该在哺乳期消耗掉。母乳喂养、适当的能量摄入和身体活动是避免产后体重滞留、预防肥胖的有效措施。

除注意合理膳食外，乳母还应适当运动和做产后健身操，这样可促使产妇机体复原，逐步恢复适宜体重，且有利于预防远期糖尿病、心血管疾病、乳腺癌等慢性非传染性疾病的发生。中国营养学会《哺乳期妇女膳食指南》建议：产后 2 天开始做产褥期保健操；产后 6 周开始规律有氧运动如散步、慢跑等，有氧运动从每天 15 分钟逐渐增加至每天 45 分钟，每周坚持 4～5 次。有研究报道产后 6～8 周每周进行 4～5 次有氧运动不会影响乳汁分泌，并且可促进乳母心血管健康。对于剖宫产的产妇，应根据自己的身体状况，循序渐进地进行有氧运动及力量训练。

（3）哺乳期体重管理。

合理饮食控制能量摄入，适当运动增加能量消耗，有助于乳母管理体重，避免产后体重滞留或肥胖。不过，目前还没有哺乳期体重下降速度的权威建议。有专家推荐，哺乳期妇女适当限制能量摄入，进行每周 5 次、每次 45 分钟中等强度的有氧运动，争取每周减重 0.5 kg。无论如何，孕期体重增长正常或过多的乳母应该在哺乳期保持体重逐渐下降的趋势，至少不能再有增加，尽量在哺乳期结束之前恢复到孕前水平或正常体重范围。

2. 蛋白质

为了分泌乳汁，乳母需要更多蛋白质。产后 6 个月内母乳的平均分泌量为 780 g/d，母乳中平均蛋白质浓度为 1.16%。膳食蛋白质转化为母乳蛋白质的效率为 70%，由此估算乳母蛋白质的平均需要量（EAR）每日增加 15 g，推荐摄入量（RNI）每日增加 20 g。又考虑到我国居民，特别是农村和经济欠发达地区居民膳食蛋白质质量不高，因此中国营养学会建议，乳母蛋白质推荐摄入量（RNI）每日增加 25 g，达到每日 80 g。注意，与能量需要量（EER）不同，蛋白质推荐摄入量（RNI）无须考虑体力活动水平，不论从事轻体力劳动，还是从事中、重体力劳动，乳母蛋白质推荐摄入量（RNI）均为 80 g/d。

乳母膳食蛋白质的质和量不但影响母乳分泌量，还会影响母乳蛋白质的含量和组成。当膳食蛋白质与能量摄入降低时，泌乳量可减少到正常的 40%～50%；当膳食蛋白质摄入量不足，质量又较差时，母乳中蛋白质的含量和组成都会受到影响。奶类、鱼类、禽类、蛋类、瘦肉是优质蛋白质的最好来源，如条件限制，可用大豆及其制品替代，后者也富含优质蛋白。

3. 脂类

脂类是脂肪和类脂的总称。脂肪又称甘油三酯，由 1 分子甘油和 3 分子脂肪酸通过酯键结合而成。脂肪酸具有重要的营养意义，又被分为饱和脂肪酸（如硬脂酸、棕榈酸等）、单不饱和脂肪酸（如油酸、棕榈油酸等）、多不饱和脂肪酸（亚油酸、α-亚麻酸、花生四烯酸、EPA 和 DHA 等）、反式脂肪酸（如反油酸等）。类脂包括磷脂、固醇及固醇酯。

与普通成年女性相比，乳母膳食脂肪摄入量会因能量摄入量增加而相应增加，但推荐的脂肪供能比不会改变。中国营养学会建议，乳母膳食脂肪可接受范围（AMDR）为总能量的 20%～30%，这是比较理想的脂肪摄入范围。膳食脂肪有两大来源：一个是烹调和食品加工时添加的各种油脂，如大豆油、花生油、棕榈油、氢化油等；另一个是奶类、肉类、蛋类、鱼类和坚果等天然食物。

亚油酸和 α-亚麻酸是必需脂肪酸，其中亚油酸属于 ω-6 型多不饱和脂肪酸，乳母亚油酸适宜摄入量（AI）为 4.0% 总能量，可接受范围（AMDR）为总能量的

2.5%~9.0%，与普通成年人相同。α-亚麻酸属于 ω-3 型多不饱和脂肪酸，乳母 α-亚麻酸的适宜摄入量（AI）为 0.60% 总能量，可接受范围（AMDR）为总能量的 0.5%~2.0%，与普通成年人相同。亚油酸在大多数植物油中含量丰富，如玉米油、大豆油、葵花籽油等；α-亚麻酸在一般植物油中含量较少，只有少数植物油中含量较高，如亚麻籽油、紫苏油、核桃油。

二十碳五烯酸（EPA）和二十二碳六烯酸（DHA）也属于 ω-3 型多不饱和脂肪酸，是脑、神经组织及视网膜中含量最高的脂肪酸，对脑和视觉功能发育有重要的作用。生命早期胎儿和婴儿体内 DHA 聚集及脑和视功能发育的研究显示，乳母和孕妇需要更多的 DHA。乳母 EPA+DHA 的适宜摄入量（AI）为 250 mg/d（其中 DHA200 mg/d）。EPA 和 DHA 在冷水域的水生物种中含量丰富，特别是单细胞藻类及以单细胞藻类为食的深海鱼，如三文鱼、鲱鱼、凤尾鱼等。

反式脂肪酸，尤其是氢化油脂中所含的反式脂肪酸会增加血脂异常和心血管疾病患病风险。中国营养学会参考联合国粮食与农业组织（FAO）的数据，建议 2 岁以上儿童和成人膳食中来源于食品工业加工生产的反式脂肪酸的最高可耐受量（UL）为 1% 总能量。孕妇和乳母均可参考这一建议，注意面包、饼干、零食、点心、油炸食品等加工食品中反式脂肪酸含量。按照《预包装食品营养标签通则》（GB 28050-2011）的要求，如果食品配料中含有或生产过程中使用了氢化油脂，应标注反式脂肪酸含量。当反式脂肪酸含量 < 0.3% 时，可以在营养成分表中标注含量为"0"。

饱和脂肪酸过多摄入也会增加血脂异常和心血管疾病患病风险。中国营养学会建议乳母摄入饱和脂肪酸应 < 10% 总能量。这一建议与普通成年人相同。饱和脂肪酸主要来源于牛油、奶油、猪油等动物油脂，以及椰子油、棕榈油等植物油。氢化植物油也含有较多饱和脂肪酸。

4. 碳水化合物

碳水化合物包括单糖、双糖、淀粉、糖原和膳食纤维等多种成分。单糖、双糖、淀粉是膳食能量的主要来源，也是血糖的最直接来源，但其中添加糖的摄入量应加以限制。乳母这部分碳水化合物的平均需要量，以普通成年人的需要量（100 g/d）

为基础，加上母乳中乳糖含量，推算出乳母碳水化合物平均需要量为 160 g/d。乳母碳水化合物的可接受范围（AMDR）与普通成人相同，为 50%～65% 总能量，其中添加糖的可接受范围（AMDR）为 < 10% 总能量（50g/d）。谷类、薯类、杂豆类、水果、淀粉制品和添加糖（如面包、饮料、饼干、甜点、零食、加糖菜肴等）是碳水化合物最主要的来源。

膳食纤维包括结构各异的一组物质，如纤维素、半纤维素、木质素、果胶、树胶、β- 葡聚糖、抗性淀粉、抗性糊精、抗性低聚糖（低聚果糖、低聚木糖等）、多聚果糖等，与肠道健康息息相关，对血糖、血脂、体重均有不同程度的影响。孕产妇膳食纤维的适宜摄入量（AI）与普通成人相同，为每日 25～30 g。全谷物、薯类、豆类、蔬菜、水果、坚果是膳食纤维的主要来源。值得注意的是，因为谷物中主要的膳食纤维来源于谷物表皮或表层，所以精制谷物中膳食纤维含量较少；另外，由于蔬菜和水果中的水分含量很高，因此所含膳食纤维的量就相对较少。

### 5. 维生素

乳汁中维生素和矿物质的浓度比较容易受乳母膳食的影响。最易受影响的营养素包括维生素 A、维生素 C、维生素 $B_1$、维生素 $B_2$、维生素 $B_6$、维生素 $B_{12}$ 等。为了满足泌乳需要，乳母摄入充足的维生素是非常重要的。乳母各种维生素的推荐摄入量（RNI）或适宜摄入量（AI）见附录六和附录七。其中，维生素 A、维生素 D、叶酸和维生素 C 尤其要注意。

成熟乳中维生素 A 含量平均约为 40 μg/100 mL，乳母分泌乳汁大约额外需要维生素 A 300 μgRAE/d。乳母对维生素 A 吸收、储存和乳汁分泌的效率约为 70%，再考虑 20% 安全范围，则乳母维生素 A 推荐摄入量（RNI）要在孕前基础上增加 600 μg RAE/d，总量达到 1 300 μg RAE/d。动物肝脏、蛋黄、肉类、奶类是膳食维生素 A 的主要来源。深绿色和红黄色蔬菜水果富含胡萝卜素，可以在人体内转化为维生素 A。增加富含维生素 A 的动物性食物有利于提高乳汁中维生素 A 的水平，乳汁中维生素 A 的含量与乳母膳食密切相关，增加乳母膳食维生素 A 的摄入量，乳汁中维生素 A 的含量会有一定程度的增高。乳母应该多选择富含维生素 A 的食物，提高母乳维生素 A 含量，满足婴儿对维生素 A 的需要。乳母维生素 A 的最高可耐受摄入量（UL）为 3 000 μg RAE/d（不包括膳食来源的胡萝卜素），与普通成年女性相同。

与普通成年女性相比，乳母维生素 D 的代谢没有明显变化。母乳中维生素 D 的水平较低，提示乳母维生素 D 消耗没有明显增加，所以乳母维生素 D 的推荐摄入量与普通成年女性相同，为 10 μg/d。大多数食物中不含有维生素 D，少数天然食物含有极微量的维生素 D，含维生素 D 较多的食物仅限于高脂肪的海鱼、动物肝脏、蛋黄和奶油等。我国的食物成分数据库中甚至没有各类食物中维生素 D 含量数据。通过皮肤接触日光合成维生素 D 是人体维生素 D 的主要来源，建议上午 11:00 到下午 3:00，尽可能多地暴露皮肤于阳光下 15～30 分钟（取决于日照时间、纬度、季节等因素），每周两次，以促进体内维生素 D 的合成。尽量不涂抹防晒霜，以免影响日照效果。但需注意避免强烈阳光照射，以防灼伤皮肤。乳母还可以检测血清 25OHD 水平，若发现 25OHD < 30 ng/mL（75 nmol/L）则应考虑额外补充维生素 D。乳母维生素 D 可耐受最高摄入量（UL）为 50 μg/d，与普通成年女性相同。

母乳叶酸平均含量为 87 μg/L，母乳量按 0.75 L/d 计算，则乳母每日应泌乳消耗叶酸约 65 μg，此量需要由膳食补充。再考虑膳食叶酸生物利用率为 50% 及安全范围等，乳母叶酸推荐摄入量（RNI）在普通成年女性基础上增加 150 μg DFE/d，总量达到 550 μg DFE/d。富含叶酸的食物为动物肝脏、豆类、酵母、坚果类、深绿色叶类蔬菜及水果。食物叶酸的生物利用率明显低于合成叶酸（强化食物或补充剂），后者的生物利用率大约是前者的 1.7 倍。乳母叶酸可耐受最高摄入量（UL）为 1 000 mg/d（指合成叶酸，不包括天然食物来源的叶酸）。

维生素 C 是体内需要量最大的维生素。母乳中维生素 C 含量差别很大，一般为 30～100 mg/L。考虑母乳分泌量、维生素 C 吸收率和安全范围等因素，乳母维生素 C 的推荐摄入量（RNI）为 150 mg/d，比普通成年女性多 50%。乳母维生素 C 的可耐受最高摄入量为 2 000 mg/d，与普通成年女性相同。维生素 C 的主要来源是新鲜的蔬菜和水果。

### 6. 矿物质

矿物质包括常量元素（钙、磷、镁、钾、钠、氯等）和微量元素（碘、铁、锌、硒、铜、钼、铬、钴等）。母乳中含有丰富的矿物质，这意味着乳母膳食应该增加矿物质摄入。乳母各种矿物质推荐摄入量（RNI）或适宜摄入量（AI）见附录八。其中，钙、碘、铁、锌尤其要注意。

母乳中钙含量比较稳定，约为 24 mg/100 mL。乳母每天通过乳汁分泌的钙约200 mg。若乳母膳食钙摄入量不能满足需要，母体将动员自身骨骼中的钙来维持母乳中钙的相对稳定，而乳母可因缺钙引起骨质软化症。为保证母体的钙平衡和骨骼健康，乳母应增加钙摄入量。乳母膳食钙推荐摄入量（RNI）为 1 000 mg，比孕前增加 200 mg。乳母钙的可耐受最高摄入量（UL）为 2 000 mg/d，与普通成年女性相同。牛奶及其制品是膳食钙的最好来源，每 100 mL 牛奶含有大约 100 mg钙；大豆及其制品也是钙的很好来源；深绿色叶菜和菜花也含有较多的钙。菠菜、苋菜和空心菜等虽然含钙较高，但因含有较多草酸，钙吸收率较低。骨头汤含钙量较低，不是钙的良好来源。

平均每日乳汁中碘含量为 85 μg，膳食碘到乳汁碘的转换率接近 100%，再加上一定的安全范围（40%），乳母碘的推荐摄入量（RNI）要在普通成年女性基础上约增加 120 μg/d，总量达到 240 μg/d，是普通成年女性的 2 倍。乳母碘的可耐受最高摄入量（UL）为 600 μg/d，与普通成年女性相同。加碘盐是膳食碘的主要来源，按照我国现行的食盐加碘标准（GB 26878—2011），加碘盐中碘含量为25 mg/kg，每天摄入加碘盐 6 g，可获得 120 μg 碘（烹调损失率 20%，WHO/ICCIDD）。海产品也是碘的良好来源，如海带、紫菜、裙带菜、鲜海鱼、贝类、海虾等。碘营养不良，会增加婴幼儿大脑发育迟滞的风险。根据中华医学会和中国营养学会 2018 年发布的《中国居民补碘指南》，乳母为碘缺乏的高危人群，其碘摄入量与乳汁中的碘含量呈正相关。乳汁中碘的浓度应维持在 100～200 μg/L，才能满足婴幼儿对碘的需求。

与普通育龄女性相比，乳母铁的需要量有所增加，因泌乳损失的铁量为 0.34 mg/d。哺乳期铁的吸收率与普通育龄女性接近，约为 10%，再考虑一定的安全范围，乳母铁的推荐摄入量（RNI）在普通育龄女性基础上增加 4 mg/d，总量为 24 mg/d。乳母铁的可耐受最高摄入量为 42 mg/d，与普通育龄女性相同。动物肝脏、动物血和红肉是铁的最好来源，其所含铁大部分为血红素铁，含量多，吸收率高，还能促进其他食物中非血红素铁吸收；而谷类、豆类、蔬菜和水果等植物性食物含铁量不高，铁吸收率较低，容易受到草酸、植酸、膳食纤维等因素的影响，不是铁的良好来源。维生素 C 具有提高非血红素铁吸收率的作用。

乳母锌的生理需要量应在普通成年女性的生理需要量基础上，增加经哺乳丢失的锌量。前者约为 1.96 mg/d，后者约为 2.22 mg/d，合计为 3.18 mg/d。再结合哺乳期膳食锌的吸收率为 32%，以及考虑一定的安全范围，母乳锌的推荐摄入量（RNI）为 12.0 mg/d，最高可耐受摄入量（UL）为 40 mg/d。贝类、海产品、红肉、动物内脏是锌的最好来源；干酪、虾、燕麦、花生酱、花生是锌的良好来源；干果类、谷类胚芽也富含锌。

**7. 水**

乳母产后 6 个月内乳汁的平均分泌量为 750 mL/d。美国医学研究所（IOM）推荐哺乳期增加饮水 1 100 mL/d。我国缺乏孕产妇平均饮水量的基础数据，参考美国的推荐，乳母总水适宜摄入量（AI）在普通成年女性基础上增加 1 100 mL/d，达到 3800 mL/d，其中饮水适宜摄入量（AI）为 2 100 mL/d，占总水摄入量的 56%。

## （二）哺乳期妇女的膳食

产后 6~8 周是产妇休息、身体各系统尤其是生殖器官恢复的阶段，临床上称为产褥期。"月子"指产褥期的前 30 天，但它并不是科学术语，而是一个民间称谓。"坐月子"是中国的传统习俗，其间，饮食常被过分地重视，饮食失衡比较常见，比如过量摄入动物性食物，导致能量和三大营养素摄入过剩；或有各种忌口，不吃或很少吃水果和蔬菜，导致维生素和矿物质摄入不足或缺乏。此外，"坐月子"一结束，很多乳母立即恢复一般饮食，不再重视饮食营养的质和量，从而影响到母乳喂养或自身健康。

乳母饮食在一定程度上会影响母乳的营养成分，尤其是维生素、微量元素等，进而影响到婴儿的生长发育。合理饮食是维系乳母健康的基本保障，当乳母营养摄入不足时，会先"牺牲"母亲以确保婴儿的营养供应。

**1. 哺乳期膳食指南和膳食宝塔**

产褥期及整个哺乳期，乳母都需要多样化的平衡膳食，以满足营养需要为原则，无须特别禁忌，任何偏食的行为都是错误的。中国营养学会《哺乳期妇女膳食指南》建议，在一般人群膳食指南基础上，哺乳期妇女的膳食增加以下五条：（1）增加富含优质蛋白质及维生素 A 的动物性食物和海产品，选用碘盐；（2）产褥期食物多样不过量，重视整个哺乳期营养；（3）愉悦心情，充足睡眠，促进乳汁分泌；（4）坚持哺乳，适度运动，逐步恢复适宜体重；（5）忌烟酒，避免浓茶和咖啡。

**图片链接**

　　哺乳期妇女膳食安排可参考"中国哺乳期妇女平衡膳食宝塔"，通过扫描二维码可浏览详细内容。

**2. 重点食物的核心建议**

母乳应增加鱼虾、肉类、蛋类和大豆制品等蛋白质食物摄入。每天比孕前增饮 200 mL 的牛奶，使饮奶总量达到每日 400～500 mL，以补充钙和蛋白质。每天比孕前增加 80～100 g 的鱼、禽、蛋、瘦肉（每天总量为 220 g），必要时可部分用大豆及其制品替代。最好每天选用 3 种以上蛋白质食物，数量适当，合理搭配，以获得所需要的优质蛋白质和其他营养素。为了补充维生素 A、叶酸、维生素 C、碘、铁、锌、DHA 等重要营养素，乳母每周吃 1～2 次动物肝脏（总量 85 g 的猪肝或总量 40 g 的鸡肝）。适当摄入海带、紫菜、海鱼、贝类等海产品，至少每周摄入 1 次海鱼、海带、紫菜、贝类等海产品。选用加碘盐烹调食物，每天不超过 6 克。每天摄入 500 克左右的新鲜蔬菜，其中绿叶蔬菜和红黄色等有色蔬菜占 2/3 以上。

注意控制总能量摄入，谷类 250～300 g/d，薯类 75 g/d，全谷物和杂豆不少于

1/3。每天摄入 200~400 g 新鲜水果。

**3. 科学增加母乳量，正确喝汤**

乳汁分泌包括泌乳和排乳两个环节，分别受催乳素和催产素调控。乳母的情绪、心理及精神状态可直接兴奋或抑制大脑皮质来刺激或抑制催乳素及催产素的释放，从而影响乳汁分泌。因此，产妇要树立母乳喂养的信心，及时消除不良情绪，舒缓压力，保持愉悦心情和充足睡眠（每日保证 8 小时以上睡眠时间），避免过度疲劳。家人应充分关心乳母，帮助其调整心态。

分娩后应尽早开奶，坚持让婴儿频繁吸吮（24 小时内至少 10 次）。吸吮时将乳头和乳晕的大部分同时含入婴儿口中，让婴儿吸吮时能充分挤压乳晕下的乳窦，既能使乳汁排出，又能有效刺激乳头上的感觉神经末梢，促进泌乳反射，使乳汁越吸越多。

营养是泌乳的基础，营养素摄入量和饮水量都与乳汁分泌量有密切关系。乳母每天应多喝水，还要多吃流质的食物如鸡汤、鲜鱼汤、猪蹄汤、排骨汤、菜汤、豆腐汤等，每餐都应保证有带汤水的食物。不过，汤水的营养密度不高，尤其是富含脂肪的肉汤，如猪蹄汤、排骨汤、牛尾汤等。过量喝汤不但会影响其他食物的摄取，导致维生素和矿物质缺乏，而且还有可能摄入大量脂肪，导致体重增加，还会引起婴儿脂肪消化不良性腹泻。因此，乳母餐前不宜喝太多汤，喝汤的同时要吃肉（肉汤的营养成分大约只有肉的 1/10），不宜喝多油浓汤。煲汤的材料宜选择一些脂肪含量较低的鱼类、瘦肉、去皮的禽类等，也可喝蛋花汤、豆腐汤、蔬菜汤、米汤等。含脂肪较多的鸡汤、肉汤煲好后，先不要喝，放在冰箱里冷藏，去掉表面浮油（脂肪），再加热饮用，这种汤称为"去脂肉汤"，更适合产妇饮用。

除汤水外，乳母还可以通过饮水、粥、奶类或其他液体食物增加液体摄入。食物宜采用煮或煨的烹调方法，鼓励乳母多饮汤水，每餐应保证有带汤水的食物。不过，一项 Cochrane 系统评价表明，乳母过多补充液体（包括汤类食物）不能增加母乳分泌量。当发现乳汁分泌不足时，应寻求医护人员帮助分析原因，同时增强乳母坚持哺乳的信心。乳母心理状态良好、自信心强、积极乐观可促使催产素分泌，增加乳汁排出，相反则会降低乳汁的合成量。研究显示，产后抑郁及焦虑既可延长泌乳始动时间，又可降低泌乳量。因此，应重视产后乳母心理变化，及时消除不良情绪，帮助乳母树立信心。

此外，乳母吸烟、饮酒会影响乳汁分泌，烟草中的尼古丁和酒精也可通过乳汁进入婴儿体内，影响婴儿睡眠及精神运动发育。此外，茶和咖啡中的咖啡因有可能造成婴儿兴奋，乳母应避免饮用浓茶和大量咖啡。

**4. 合理安排产褥期膳食**

有些产妇在分娩后的最初 1～2 天感到疲劳无力或肠胃功能较差，可选择较清淡、稀软、易消化的食物，如面片、挂面、馄饨、粥、蒸或煮的鸡蛋及煮烂的肉菜，之后就可过渡到正常膳食。

对于剖宫产的妇女，术后 6 小时一般给予流食，但忌用牛奶、豆浆、含大量蔗糖等胀气的食物，排气后可恢复正常饮食。对于采用全身麻醉或手术情况较为复杂的剖宫产术后妇女，其饮食需遵医嘱。

产褥期可比平时多吃些鸡蛋、禽肉类、鱼类、动物肝脏、动物血等以保证供给充足的优质蛋白质，并促进乳汁分泌，但不应过量。还必须重视蔬菜水果的摄入。按我国的传统，"坐月子"期间产妇要吃很多的肉、禽、鱼、蛋等动物性食物，但同时又流传着一些食物禁忌，如不吃蔬菜水果等。这些做法会导致营养失衡、肥胖、便秘等，还会影响乳汁分泌量及乳汁中维生素和矿物质的含量。因此，产褥期要重视蔬菜水果的摄入，做到食物均衡、多样、充足，但不过量，以保证乳母健康和乳汁质量，一日食谱示范见表 2-3。

表 2-3　"坐月子"期间一日食谱示范

| 餐　次 | 餐　单 | 备　注 |
|---|---|---|
| 早餐 | 翡翠水饺（10 余个）<br>豆浆（1 大杯） | 每天大量饮水 2 100 mL |
| 加餐 | 核桃（3 个）<br>板栗数个<br>牛奶（1 杯） | 其他坚果亦可 |

续表

| 餐　次 | 餐　单 | 备　注 |
|---|---|---|
| 午餐 | 花卷（1个）<br>小米绿豆百合粥（1小碗）<br>肉末虾仁蒸蛋羹（1小碗）<br>芹菜炒豆干（1盘） | |
| 晚餐 | 三文鱼炒饭（1碗）<br>瘦肉莲藕汤（1小碗）<br>豆豉苦瓜鸡丁（1小盘）<br>白灼菜心（1盘） | |
| 加餐 | 脱脂牛奶1包（250 g）或酸奶1杯<br>香蕉（1个） | 其他奶制品或水果亦可 |

## ◖◖　本章小结　◗◗

　　孕期是生命早期起始阶段，是重要的窗口期，是母亲和胎儿生命过程中对营养需求最为敏感的时期。营养作为最重要的环境因素，对母子双方的近期和远期健康都将产生至关重要的影响。孕期营养过剩或缺乏可以导致妊娠期母体并发症的发生，如妊娠期高血压、糖尿病、贫血等；胎儿期和婴幼儿期的营养摄入合理均衡，将有助于降低成年后肥胖、糖尿病、代谢综合征、心血管疾病、精神行为异常等慢性疾病的发生发展。因而，妊娠期科学的营养摄入是确保母子健康的重要因素，为孩子健康人生建立良好的开端。

　　哺乳期饮食营养既影响乳汁的营养成分，又对母体健康有重要影响。一方面，纯母乳喂养的母亲对能量和蛋白质、维生素A、维生素E、维生素C、钙、碘等主要营养素的需要量比孕期更多，需要更好的饮食照顾。乳母饮食营养缺乏可以导致贫血、骨质疏松、蛋白质—能量营养不良。另一方面，如果哺乳期能量摄入过多，又会导致或加重产后体重滞留，这是导致女性生育后肥胖的主要原因。

# 常见问题解答

**问题1** 妊娠期糖尿病是怎么诊断的？

**解答** 用75g糖耐量试验（OGTT）进行诊断，妊娠中晚期，准妈妈对胰岛素的敏感性下降，易发生妊娠期糖尿病。75g口服葡萄糖耐量试验的目的是明确准妈妈有无糖尿病（孕前已患病）或妊娠期糖尿病（怀孕期间因为胰岛素抵抗而发生的糖尿病）。

（1）检查时间：孕24～28周。具有糖尿病高危因素的准妈妈，如有糖尿病家族史、巨大儿分娩史、高龄、肥胖、多囊卵巢综合征等情况，可提前进行糖耐量试验。

（2）检查方法：检查前3天正常饮食、活动，检查前禁食8小时（不超过上午9点），检查期间静坐。空腹抽血1次，然后用200～300 mL水溶解75g葡萄糖，5分钟内喝完。从喝第一口开始记录时间，在喝糖水后1小时和2小时再分别抽血1次。

（3）诊断标准：空腹血糖 ≥ 5.1 mmol/L，1小时 ≥ 10.0 mmol/L，2小时 ≥ 8.5 mmol/L，任何一次达到或超过诊断标准均诊断为妊娠期糖尿病。

**问题2** 妊娠期糖尿病孕妇的饮食要注意什么？

**解答** 需要每天测试葡萄糖水平，并通过饮食和锻炼进行控制。健康的饮食很重要，不正确的饮食会导致血糖水平过高或过低。

（1）按时吃饭，并吃一些小点心（尤其是在晚上），避免血糖水平过高或过低。

（2）限制碳水化合物的摄入量，摄入大量的碳水化合物可以增加血液中的葡萄糖水平。

（3）吃富含淀粉或纤维的食物，而不是含糖食物，可以帮助降低血糖水平。

（4）保持适宜的体重增长。怀孕期间每天需要的卡路里量取决于你怀孕前的体重、怀孕的阶段及活动水平。超重或体重过快增长会使身体对胰岛素的反应更加迟钝，使血糖控制更加困难。

如果饮食和锻炼效果不理想，可能需要通过药物控制血糖水平——口服药物或注射胰岛素，并按照医生的建议持续监测血糖水平，以确保治疗有效。

**问题3** 如何避免成为一名"糖妈妈"？

**解答** 注意餐次分配。少食多餐，将每天应摄入的食物分成五六餐，特别应注意晚餐与隔天早餐的时间相距别太长（所以睡前应加餐）。每日的饮食总量要控制好。

多摄入膳食纤维。在可摄取的分量范围内，多摄取高膳食纤维食物，如以糙米或五谷米饭取代白米饭；增加蔬菜的摄取量，多吃新鲜水果，不喝饮料等。千万不要无限量地吃水果。

饮食以清淡为主。控制植物油及动物脂肪的用量，尽量少用煎炸的烹调方式，多选用蒸、煮、炖等烹调方式。

**问题4** 孕期饮食安全应注意什么？

**解答** （1）牢记食品安全五要点：世界卫生组织（WHO）提出保持清洁、生熟分开、烧熟煮透、安全温度下保存食物和使用安全的水和原材料。

（2）在购买食品时学会"五看"：①外包装袋。购买食品时，要仔细查看食品的外包装袋，看外包装袋是否完整。②食品生产日期、保质期、保存期。不要购买临近保质期的食品。③生产商、生产地和生产日期，信息不全的食品千万不要购买。④质量认证QS标识。⑤经营环境。选购食品的时候，尽量到大型的商场、超市和质量信誉好的商店去。尽量不购买露天销售的食品、经营条件差的食品、感官性状发生变化的食品、地摊食品。

（3）孕期在外用餐时要注意：①孕妈妈在怀孕期间应减少在外用餐的频率。②要确定餐厅是否有餐饮服务许可证，一定不要到无餐饮服务许可证的餐厅就餐。③尽量选择卫生等级较高的餐厅点餐。④尽量不选择烧烤、冷荤凉菜、生鱼片、海鲜等高风险食品，就餐结束后保留好就餐凭证。⑤打包的剩菜，回家后应尽快冷藏。剩余的食物如果处于30℃以上的气温下，要在1小时内冷藏，下次食用前要彻底煮沸加热。

**问题5**　哺乳期如何科学喝汤？

**解答**　乳母每天摄入的水_与乳汁分泌量密切相关，所以要鼓励乳母多饮汤水，每餐应保证有带汤水的食_但汤水的营养密度不高，过量喝汤会影响其他食物摄取，因此产妇喝汤要注意_（1）餐前不宜喝太多汤。可在餐前喝半碗至一碗汤，待到八九成饱后再喝一碗_或者把汤作为加餐。（2）喝汤的同时要吃肉，连汤带肉一起吃。（3）不宜喝多_汤。选择一些脂肪含量较低的鱼类、瘦肉、去皮的禽类等煲汤，含脂肪较多的鸡_肉汤煲好后，先冷藏去脂后再喝。也可喝蛋花汤、豆腐汤、蔬菜汤、米汤等。

# 第三章 各年龄段婴幼儿的饮食与喂养

**通过学习本章，你将可以：**

1. 了解各年龄段婴幼儿饮食特点及食物选择的基本原则。
2. 掌握婴幼儿基本喂养技能，并可灵活运用于实际工作。
3. 理解平衡膳食、顺应喂养等核心思想。
4. 了解婴幼儿营养监测策略。

## 一、0~1 岁婴儿的饮食与喂养

### （一）0~1岁婴儿的营养需求与饮食特点

婴儿期是人一生中生长发育的第一个高峰期，在此阶段儿童生长速度极快，其体重在 1 岁时可达出生时的 3 倍左右，身长可增长 50%。婴儿快速的生长需要相对较高的能量及充足的蛋白质、铁、锌、维生素 A、维生素 D、长链多不饱和脂肪酸、胆碱等营养素。可以说，婴儿期是人一生中营养需求最大的时期。

婴儿自出生起，首先需要完成从宫内依赖母体供养到生后依赖食物营养的过渡，伴随消化器官发育逐渐成熟，还将进一步完成由纯乳类喂养向成人固体食物转换的过渡，因此，婴儿期的饮食构成与其他时期有较大差异。应格外重视婴儿期特殊的营养与饮食需求，营养作为最主要的环境因素，不仅影响生命早期生长发育情况，更对后续健康有着至关重要的影响。

另外，广义的营养需求除包括对营养素的需求外，还包括营养行为及营养环境两个方面。在婴儿喂养过程的纯乳类喂养阶段、泥糊状食物引入阶段和固体食物进食阶段中，不仅要重视营养素摄入，而且也需重视喂养行为及进餐环境对婴儿的影响，在保障婴儿获得充足、均衡营养素的同时，帮助其养成良好的饮食习惯。

## （二）食物的选择

### 1. 液体食物（乳类）

乳类是婴儿期最主要的营养来源，主要包括母乳、普通婴儿配方奶及特殊医学用途婴儿配方食品。

（1）母乳。

母乳是婴儿最理想的天然食物，也是婴儿期最主要的营养来源。母乳中各种成分的配比适当，含较多优质蛋白质、必需脂肪酸及乳糖，必需氨基酸比例符合婴儿需要，钙磷比例适当，易于各类营养素吸收利用，特别是母乳含有丰富的、不可替代的免疫球蛋白、免疫活性细胞及其他多种生物活性成分，有利于初生婴儿肠道健康微生态环境建立和肠道功能成熟，降低感染性疾病和过敏性疾病发生的风险，对婴儿健康成长有着不可替代的作用。

健康、营养均衡的母亲所分泌的乳汁能满足 6 月龄内婴儿所需要的全部能量、液体和几乎全部营养素，且母乳的成分能随着婴儿发育的需要相应地发生变化，以满足不同婴儿不同阶段的营养需求，这是其他任何食物都不能与之媲美的。

（2）普通婴儿配方奶。

婴儿配方奶是以婴幼儿营养需要、消化代谢特点和母乳成分研究资料为依据，用牛奶、羊奶或大豆蛋白为基础原料，经过一定配方设计和工艺处理而生产出的食品，主要营养素的组成和含量接近母乳，能够基本满足婴儿的营养需求，可用于喂养不同生长发育阶段的健康婴儿。但婴儿配方奶只能部分模拟母乳，任何婴儿配方奶都不能与母乳相媲美，只能作为无法母乳喂养时无奈的选择或母乳不足时对母乳的补充。

普通鲜奶及成人奶粉不适合婴儿消化道、免疫功能及肾脏发育水平，蛋白粉及普通豆奶粉营养成分不同于婴儿配方奶，均不可用于喂养婴儿。当无法进行母乳喂养或在婴儿逐渐断离母乳时应选择婴儿配方奶，并应根据婴儿月龄选用。

（3）特殊医学用途婴儿配方食品。

特殊医学用途婴儿配方食品是针对特殊医学状况婴儿的营养需求而设计制成的。根据适用的医学状况不同，可进一步将特殊医学用途婴儿配方食品分为以下几种类别。

①母乳营养补充剂。

母乳营养补充剂又称母乳强化剂，是一种适用于胎龄较小的早产、低出生体重儿的特殊医学用途婴儿配方（一般用于胎龄 < 34 周、出生体重 < 2 000 g 的早产儿）。母乳喂养对早产儿具有不可替代的优势，但由于早产、低出生体重儿母乳摄入量有限且母乳中主要营养素含量随泌乳时间延长逐渐减少，使早产儿难以达到理想的生长状态。母乳营养补充剂可与母乳配合使用，增加母乳中蛋白质、能量、矿物质和维生素含量，确保其满足早产、低出生体重儿的营养需求。

②早产儿配方奶。

早产儿配方奶适用于因各种原因无法进行母乳喂养的胎龄较小或追赶生长不满意的早产、低出生体重儿。与普通婴儿配方奶相比，早产儿配方奶增加了能量密度、蛋白质及其他多种营养素，脂肪类型更易于消化吸收，可满足早产、低出生体重儿追赶生长的营养需要。

③乳蛋白部分水解配方。

乳蛋白部分水解配方又称部分水解蛋白配方，适用于因各种原因无法进行母乳喂养的乳蛋白过敏高风险婴儿，其乳蛋白成分经水解技术加工分解成小分子乳蛋白、肽段和氨基酸，可降低乳蛋白致敏性，降低婴儿乳蛋白过敏发生的风险。

④乳蛋白深度水解配方或氨基酸配方。

乳蛋白深度水解配方又称深度水解蛋白配方，与氨基酸配方共同适用于因各种原因无法进行母乳喂养的乳蛋白过敏婴儿。

⑤无乳糖配方或低乳糖配方。

无乳糖配方或低乳糖配方适用于乳糖不耐受婴儿，配方中以其他碳水化合物完全或部分代替乳糖，配方中蛋白质一般由乳蛋白提供。先天性乳糖不耐受婴儿应长期使用无乳糖配方，由于急性腹泻引发的继发性乳糖不耐受婴儿可短期使用无乳糖配方或低乳糖配方至痊愈后2~4周。

⑥其他特殊配方粉。

主要为氨基酸代谢障碍配方，适用于氨基酸代谢障碍婴儿，根据患儿疾病类型选用不同的特殊配方，如经典型苯丙酮尿症选用低苯丙氨酸配方粉、酪氨酸血症选用低酪氨酸配方粉等，该配方不含或仅含有少量与代谢障碍有关的氨基酸，以改善患儿因氨基酸代谢障碍导致的相关症状，减轻智力损害，同时为患儿提供必要的、充足的营养素以维持其正常生长发育。

**2. 婴儿半固体、固体食物**

婴儿半固体、固体食物指除乳类以外，适合婴儿营养需求和进食技能发育的其他食物。根据食物的性状、种类不同及适合婴儿年龄段的不同可进一步区分为婴儿第一阶段食物、婴儿第二阶段食物。

（1）婴儿第一阶段食物。

婴儿第一阶段食物，常常被称为过渡期食物、换乳食物，指特别制作的婴儿产品或家庭自制的富含营养素的泥状、糊状、茸状食物。一般为植物性食物，包括强化铁的谷类食物（如婴儿营养米粉）、根茎类或瓜豆类的蔬菜泥、水果泥等。添加婴儿第一阶段食物的目的主要为帮助训练婴儿的咀嚼、吞咽技能及刺激味觉发育，并可补充少量维生素、矿物质营养。

（2）婴儿第二阶段食物。

婴儿第二阶段食物为固体食物，食物的品种接近成人食物，包括谷类、蔬菜类、水果类、肉蛋禽鱼类等。食物的硬度或大小随婴儿咀嚼、吞咽功能的发育应适当增加，如末状、碎状、指状或条状软食，具体包括厚粥、稀（软）饭、烂面、菜末、碎菜、蛋羹、肝泥、鱼泥、肉末、碎肉、豆腐、水果块等。应重视动物性食物的摄入，动物性食物含有优质蛋白及较丰富的微量营养素，如矿物质、维生素，生物利用率高，也是维生素 $B_{12}$ 的唯一来源。第二阶段食物可补充婴儿对母乳以外的能量及营养素需求，同时满足婴儿心理需求，进一步促进其感知觉、心理及认知和行为能力的发展。

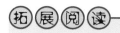

## 婴儿是否需要额外补充维生素及矿物质

**一、铁**

新生儿出生时体内有一定铁储备，母乳中铁含量虽低但生物利用率高，因此，母乳可基本满足健康足月婴儿出生后4~6个月内的铁营养需求，无须额外补充铁剂。如母乳不足或不能母乳喂养时，应选择强化铁的配方奶。4~6月龄后应及时引入富铁食物（包括铁强化米粉、配方奶），重视红肉、肝脏等富含血红蛋白铁的动物性食物，并保证富含维生素C的新鲜蔬菜、水果的摄入。对于肉类摄入不足、消化不良或生长速度较快的婴儿，可按每天1~2 mg/kg元素铁剂量补充铁剂预防贫血。早产/低出生体重儿铁储备低，出生后2~4周需开始补充元素铁每天2 mg/kg，直至矫正年龄1岁[1]。

**二、钙**

母乳是婴儿钙的优质来源，在乳母每日钙摄入能够达到推荐摄入量（1000 mg/d，摄入来源包括食物、钙剂）的前提下，每日摄入足量母乳（或相当量的婴儿配方奶）可满足婴儿生长发育所需钙营养，不需额外补充。

**三、维生素D**

母乳中维生素D含量低，适当的阳光照射可促进皮肤中维生素D的合成，但由于养育环境及条件限制，阳光照射可能不是婴儿获得维生素D的最可靠途径。建议从婴儿出生后应尽早开始补充维生素D每日10~20μg（400~800 IU）。早产/低出生体重儿生后即应补充维生素D每日20~25μg（800~1000 IU），3月龄后改为每日10~20μg（400~

---

[1] 《中华儿科杂志》编辑委员会、中华医学会儿科学分会血液学组、中华医学会儿科学分会儿童保健学组：《儿童缺铁和缺铁性贫血防治建议》，载《中华儿科杂志》，2010（8）。

800 IU）[1]。需注意，维生素 D 补充量应包括食物、日光照射、维生素 D 制剂、维生素 D 强化食品中的维生素 D 含量。

四、其他维生素及微量元素

除维生素 D 外，健康、营养均衡的母亲所分泌的乳汁基本可满足 6 月龄内婴儿所需全部营养素。6 月龄后从其他食物获得的营养素逐渐增加，婴儿生长发育所需的约 75% 的锌、80% 的维生素 $B_6$、50% 的维生素 D 等多种微量营养素必须从添加的辅食中获得。动物性食物富含锌；绿叶蔬菜、大豆及乳制品等可提供较丰富的 B 族维生素；乳类、动物性食物、橙黄色水果、蔬菜富含维生素 A 或 β - 胡萝卜素。辅食添加适当的婴儿可从不同食物中获取不同的营养素和其他有益于健康的物质，不需要额外补充。

## （三）喂养实施

### 1. 母乳喂养

母乳喂养适合于所有健康、具有完善吮吸和吞咽能力的婴儿。从消化系统及动作发育的成熟度考虑，婴儿生后应纯母乳喂养至少至 4 月龄，最好达到 6 月龄。满 6 月龄后，在引入其他食物满足婴儿生长发育需要的同时，建议母乳喂养至 2 岁。

（1）建立母乳喂养。

出生后 2 周内是建立母乳喂养的关键时期，婴儿出生后第一次吸吮的时间是成功建立母乳喂养的关键。正常足月新生儿（包括剖宫产）在出生 1 小时内应尽早开始母乳喂养，婴儿出生后第一口食物应是母乳，不宜尝试添加糖水和奶粉。鼓励母亲和新生儿在床上尽早进行皮肤接触，让婴儿尽早反复吸吮乳头是确保成功纯母乳喂养的关键。新生儿出生后 3 天内，在体重丢失不超过 7% 的情况下发生

---

① 全国佝偻病防治科研协作组、中国优生科学协会小儿营养专业委员会：《维生素 D 缺乏及维生素 D 缺乏性佝偻病防治建议》，载《中国儿童保健杂志》，2015（7）。

严重脱水和低血糖的风险很低，在此条件下可积极开奶，坚持等待乳汁分泌。

（2）母乳喂养方法。

母婴情绪放松、心理愉悦是成功母乳喂养的重要条件。哺乳前应先给婴儿换尿布，清洗双手。哺乳时母亲应取舒适姿势，一般宜采用坐位，斜抱婴儿，婴儿应贴近母亲身体，脸贴近乳房，鼻贴近乳头，母亲用食指、中指轻夹乳晕两旁，将乳头和大部分乳晕送入婴儿口中，使婴儿含住大部分乳晕及乳头，乳晕下方几乎全部含入口中，此为正确含接姿势。此时婴儿舌头可从下向上裹住母亲乳头和乳晕，吸吮时舌头由前向后运动，与硬腭相对挤压拉长乳头，将乳晕下乳窦中乳汁挤入口中。

0~2月龄的小婴儿频繁吸吮乳头、按需哺乳，每次哺乳排空乳房，可促进乳汁分泌。因此，每次哺乳时应尽量吸空一侧乳房，再吸另一侧，下次哺乳时从未吸空侧开始，若一侧乳房奶量已能满足婴儿需要，应将另一侧乳汁用吸奶器吸出，以刺激乳汁分泌。

（3）哺喂时长与频次。

婴儿出生后前3个月内应遵循按需喂养原则，当婴儿有饥饿表现时应及时哺喂，不强求喂奶次数和时间，一般每24小时哺喂次数为8~12次，每次哺喂时间长短因人而异，需10~45分钟不等，平均为15~20分钟。婴儿生后2~4周可逐步建立自己的进食规律，伴随婴儿生长发育及胃肠道功能逐渐成熟，单次摄乳量逐渐增加、哺喂间隔相应延长，家长应明确感知其进食、睡眠规律，逐渐由按需喂养模式向规律喂养模式转换，建立规律哺喂的良好饮食习惯，约每3~4小时哺喂一次，每日5~6次。

需注意，如婴儿每次哺喂时长过短（＜10分钟），哺乳后1小时内即再次出现饥饿表现，或每次哺喂时长均超过40分钟，哺喂后仍不能安静入睡，往往提示含接姿势异常或母乳不足，出现以上情况应由专业人员判断母乳喂养过程是否存在异常，不可盲目将"一哭就喂"当作"按需喂养"。某些特殊情况下，如婴儿胎龄过小、体重过轻或患低血糖症时，新生儿自出生起即需在医生指导下定时哺喂。

（4）哺乳量估计。

因遗传、代谢水平不同，婴儿的营养需要个体差异很大，摄乳量也有一定差异，母乳喂养时无需将乳汁挤出称重来估计婴儿摄乳量是否可满足其营养需求。一般可通过观察婴儿情绪及尿量判断母乳摄入是否充足，如婴儿体重增长满意、睡眠状况良好、尿量正常（＞6～7次/天），可提示母乳量充足。必要时可通过称量婴儿摄乳前后体重变化进行判断。

如婴儿体重增长不足，生长曲线平缓甚至下降，尤其新生儿期体重增长低于600克，尿量每天少于6次，婴儿吸吮时不能闻及吞咽声，每次哺乳后常哭闹不能安静入睡或睡眠时间小于1小时（新生儿除外），则提示母乳量不足。

（5）母乳储存。

母亲外出或母乳过多时，可将母乳挤出存放于特备的储奶袋或储奶瓶中，妥善保存在冰箱或冰包中。不同保存条件下母乳储存时间可参考表3-1，母乳食用前用温水加热至40℃左右即可喂哺。

表 3-1　吸出母乳的保存条件和允许储存时间

| 保存条件和温度要求 | 允许保存时间 |
| --- | --- |
| 室温保存 | |
| 室温存放（20～30℃） | 4 小时 |
| 冷藏 | |
| 存储于便携式保温冰盒内（15℃以上温度） | 24 小时 |
| 储存于冰箱保鲜区（4℃左右） | 48 小时 |
| 储存于冰箱保鲜区，但经常开关冰箱门（4℃以上温度） | 24 小时 |
| 冷冻 | |
| 冷冻室温度保持于－15℃～－5℃ | 3～6 个月 |
| 低温冷冻（低于－20℃） | 6～12 个月 |

保存母乳时，需使用一次性储奶袋或储奶瓶，或者使用经过严格消毒的储奶瓶；冷冻保存母乳时不应使用玻璃瓶，以防冻裂；保存母乳时，要详细记录取奶

时间；冷冻保存的母乳，使用前宜置于冷藏室解冻，解冻时间不超过24小时；解冻的母乳不宜再次冷冻；保存的母乳使用前先置于温水加热，再倒入奶瓶喂养。

**2. 部分母乳喂养（混合喂养）**

母乳与婴儿配方奶同时喂养婴儿为部分母乳喂养，根据婴儿年龄不同，补充配方奶的方法与目的不同，具体方法包括以下两种。

（1）补授法。

婴儿6月龄内如母乳不足需补充配方奶时，为刺激母乳分泌仍应维持必要的吸吮次数。每次哺喂时先喂母乳，吸空两侧乳房后再以配方奶补充母乳不足部分，补授的乳量根据婴儿食欲及母乳分泌量而定，即"缺多少补多少"。

（2）代授法。

一般用于婴儿满6月龄后，无法坚持母乳喂养或母乳不能维持正常生长发育速度的情况，可逐渐减少母乳喂养的次数，以配方奶替代母乳维持婴儿正常生长水平。

**3. 人工喂养（配方奶喂养）**

由于乳母患有某些传染性或精神性疾病、乳汁分泌不足或无乳汁分泌、婴儿患有某些代谢性疾病等原因不能进行母乳喂养时，完全采用婴儿配方奶哺喂婴儿，为人工喂养。

（1）配方奶粉调配。

应选择适用于相应年龄段婴儿的配方奶粉，严格按照产品说明的方法进行配方奶粉调配，避免冲水过多稀释奶液造成婴儿营养不良，或奶粉过多致奶液过浓造成婴儿消化道及肾脏损害，避免额外加糖。

（2）喂养方法。

在婴儿清醒状态下，采用正确的姿势哺喂，并注意喂养人与婴儿的互动交流。应特别注意选用适宜的奶嘴，奶瓶应清洁，哺喂前确认奶液温度适当，哺喂时奶瓶的位置与婴儿下颌成45°，奶液宜即冲即食，不宜用微波炉加热，以避免奶液受热不均或过烫。

（3）喂养次数。

与母乳喂养相同，因新生婴儿胃容量较小，婴儿出生后前3个月可不定时喂养，一般每 24 小时哺喂次数为 8～12 次。3 个月后婴儿可建立自己的进食规律，此时应开始定时喂养，每 3～4 小时哺喂一次，每日 5～6 次，夜间逐渐不再哺乳。允许婴儿每次纳奶量有少量波动（一般波动范围 ≤ 30 mL），避免采取不当方法刻板要求婴儿摄入固定的奶量。

（4）奶量估计。

以配方奶作为 6 月龄内婴儿的主要营养来源时，需要经常估计婴儿配方奶摄入量。摄入量可根据婴儿的体重、能量需要（每日 80～95 kcal/kg）及配方粉规格等估算。一般新生儿期，婴儿单次纳奶量为 30～60 mL，随后每月约增加 30 mL，直至上限 210～240 mL。3 月龄内婴儿配方奶总摄入量 500～750 mL/d，4～6 月龄婴儿 800～1 000 mL/d。大于 6 月龄的婴儿已引入其他食物，但乳类仍是婴儿重要的营养来源，建议乳类总摄入量仍维持约 800 mL/d。

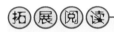

## 母乳喂养禁忌与特殊情况下的母乳喂养[①]

母乳是婴儿最理想的天然食物，但当乳母患有某些传染病或因某些疾病治疗服用药物或接受化学物质治疗时，继续母乳喂养都可能损害婴儿健康；另外，如婴儿患有某些代谢性疾病，由于不能代谢母乳中的某些营养成分也会造成损害，此时应避免母乳喂养。不宜母乳喂养的情况具体如下：

（1）母亲感染人类免疫缺陷病毒（HIV）不宜哺乳。

（2）母亲感染人类嗜 T 细胞病毒（HTLV）I 型或 II 型不宜哺乳。

（3）母亲乳房存在单纯疱疹病毒感染病灶不宜哺乳。

（4）母亲患丙型肝炎，或患乙型肝炎且新生儿出生时未接种乙肝疫苗及乙肝免疫球蛋白，不宜哺乳。

（5）母亲患有活动性肺结核未经有效治疗，不宜哺乳。

（6）工作环境中接触放射性物质，或接受放射性同位素诊断或治疗，

---

① 欧洲儿科胃肠病学、肝病学和营养协会营养委员会：《母乳喂养：欧洲儿科胃肠病学、肝病学和营养协会营养委员会的评论》，载《儿科胃肠病学和营养学杂志》，2009（1）。

**拓展阅读**

或接受特定药物治疗的母亲，不宜母乳喂养。

（7）母亲吸毒或滥用药物，不宜母乳喂养。

（8）母亲患有严重疾病（如慢性肾炎、恶性肿瘤、精神病、癫痫或心功能不全等）不宜母乳喂养。

（9）婴儿患经典型半乳糖血症，因相关酶缺陷不能代谢半乳糖，母乳喂养可致肝肾功能衰竭以致死亡，故应避免母乳喂养，选择不含乳糖的特殊婴儿配方粉喂养。

但并非乳母患有某些传染病或服用药物时均不可母乳喂养，以下为特殊情况下的母乳喂养方案：

（1）母亲感染结核病，但经治疗无临床症状，可哺乳。

（2）母亲患乙型肝炎，但新生儿出生时接种乙肝疫苗及乙肝免疫球蛋白，可哺乳。

（3）巨细胞病毒通过母乳传播的感染通常是无症状的，但早产儿感染巨细胞病毒风险较大，如母亲巨细胞病毒血清阳性，而婴儿为早产极低出生体重儿（<1 500 g或孕龄<32周），应由专科医生权衡利弊后确定是否母乳喂养，如婴儿为健康足月儿可继续哺乳，冷冻或加热消毒乳汁可降低乳汁中巨细胞病毒载量，降低感染风险。

（4）患有甲状腺疾病的母亲可以安全哺乳，但需定期测定母亲甲状腺功能。

（5）母亲患其他传染性疾病或服用其他药物时，应咨询专科医生，根据情况决定是否可以哺乳。

（6）除患经典型半乳糖血症外，绝大多数先天性遗传代谢性疾病并非母乳喂养绝对禁忌，患儿家长应咨询专科医生后确定母乳喂养方案。

当不能确定是否存在母乳喂养禁忌时应咨询营养师或专科医生。

**4. 食物转换（辅食添加）**

随着婴儿的消化系统发育逐渐成熟和生长发育的需要，纯乳类喂养已不能满足6月龄后婴儿全部能量及营养素的需要，婴儿的食物需由纯乳类食物向固体食物逐渐转换，这个过程称为食物转换，旧称辅食添加。此阶段若引入其他食物恰当，不仅可满足婴儿营养需要，还可培养婴儿对各类食物的喜爱和自我进食能力。

（1）食物转换原则。

食物转换应遵循由一种到多种、由少量到多量、由稀到稠、由细到粗的原则，循序渐进。初次添加应从一种、少量开始，连续尝试3～5天，婴儿愿意接受且无呕吐、腹泻、皮疹等不良反应则为适应，适应一种食物后再添加新的食物。婴儿食物应单独制作，少甜、无盐、无调味品、忌油腻，食物性状与婴儿发育水平相符。

对于开始进行食物转换的婴儿，母乳或配方奶仍是重要的营养来源，故应维持乳类摄入量800 mL/d左右，摄入其他食物量有较大个体差异，以不影响乳类的摄入为限。

（2）引入其他食物的时间。

近年来，世界卫生组织建议给婴儿引入其他食物的最佳年龄是6个月，但实际婴儿引入其他食物的年龄存在个体差异，与不同婴儿发育成熟水平有关。肠道免疫功能发育、酶分泌、吞咽和咀嚼功能发育、感知觉和运动发育是婴儿食物转换的生物学基础，理想的食物添加时间仍应以婴儿生理发育成熟度为依据，而不是仅根据月龄。

根据婴儿普遍生长发育规律，建议婴儿引入其他食物的年龄不早于4月龄，也不宜迟于8月龄，多为4～6月龄。过早添加辅食不利于婴儿的生长发育，4个月前添加辅食常影响乳类摄入，甚至会导致过早断奶，使能量和营养素摄入明显减少，还可能增加过敏性疾病的发生概率。辅食添加过晚会影响婴幼儿的体格发育以及味觉、吞咽功能的发育，4～7月龄是婴儿味觉的敏感期，对不同质地食物接受度也较高，错过这一时期，婴儿对接受不同食物口味、质地的能力减低，会对接受新的食物产生排斥。

如4～6月龄婴儿进食时间已规律，夜间不再喂哺，体重超过6.5～7.0 kg，每日奶量达 800 mL 以上，提示消化功能较成熟；婴儿能控制头，在需要时转向食物（勺）或吃饱后把头转开，能有目的地将手或玩具放入口内，挺舌反射消失，显示婴儿感知觉和动作发育较成熟，此时可开始引入其他食物。

（3）添加食物的内容及顺序。

婴儿消化功能较弱，消化酶活性较低，咀嚼能力较差，对粗大颗粒的食物不能完全消化吸收，在婴儿食物转换过程中引入第一种其他食物的原则应是可补充铁营养、易于消化又不易过敏的泥糊状食物。强化铁的谷类食物多为引入的第一种食物（如强化铁的婴儿营养米粉），其次为其他第一阶段食物，如根茎类或瓜豆类的蔬菜泥、水果泥等，摄入量不宜影响婴儿总能量摄入或改变生长速度。

7～8 月龄后逐渐转变为婴儿第二阶段食物，其中建议动物性食物添加的顺序是蛋黄泥、鱼泥（剔净骨和刺）、全蛋（如蒸蛋羹）、肝泥、肉末，至 12 月龄时大多婴儿能够和家人进食同样的食物。

研究显示，无根据延迟添加易过敏食物，如鸡蛋、鱼、坚果、豆类、小麦、海鲜等，不能预防婴幼儿食物过敏的发生，并且可能增加食物过敏的发生概率。

（4）辅食添加方法。

单一食物引入的方法可刺激婴儿味觉发育，亦可帮助观察婴儿是否出现食物不良反应，特别是食物过敏。在添加某种新食物的过程中，如出现呕吐、腹泻、出皮疹等症状，需暂缓添加，待症状消失再从小量开始尝试，如仍出现类似的不良反应须尽快咨询医生，不可简单认为婴儿不能适应此种食物而不再添加。婴儿生病时，最好不添加新的食物。

开始添加食物时可先每天 1 次，量应由少到多，即从 1 勺开始，逐渐增加量和次数，添加量根据婴儿营养需要和消化道成熟程度决定。婴儿接受新食物需要有适应过程，每添加一种新食物或改变一次食物质地都需要婴儿有良好的适应能力和正常的胃肠功能，故每种宜尝试 10～15 次（5～7 天），至婴儿逐渐接受后再尝试添加另一种新食物或改变食物质地。辅食添加成功的标志是能够逐渐替代相应月龄 1 次乳量。在婴儿适应多种食物后可开始多类食物混合喂养，如米粉拌蛋黄、菜肉粥等，每日辅食应包含谷类、肉蛋禽鱼类、蔬菜类、水果类，逐步过渡到多样化膳食。

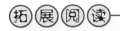

## 婴幼儿食物过敏

食物过敏是食物不良反应的一种，是由免疫机制介导的食物不良反应，指一种或多种特定食物成分进入人体后使机体致敏，再次反复进入可导致机体对之产生异常或过强的免疫反应，引起生理功能紊乱和（或）组织损伤，进而引发一系列临床症状。

婴幼儿食物过敏最常受累的器官为皮肤、胃肠道、呼吸道及黏膜，症状常无特异性，可有特应性皮炎、唇或眼睑肿胀、血管性水肿、非感染性荨麻疹、反复胃食管反流、呕吐腹泻、便秘（伴或不伴肛周皮疹）、便血、缺铁性贫血、非感染性流涕、慢性咳嗽及喘息、持续肠痉挛（每天3小时，每周3次，持续3周以上）等表现，严重者可发生急性喉头水肿，甚至过敏性休克。

食物过敏在婴幼儿中并不少见，调查显示我国儿童食物过敏的检出率为7%~9.2%。如儿童反复出现上述症状或常规治疗无效时（如反复不明原因腹泻，抗感染治疗无效）应考虑食物过敏。

婴幼儿时期，90%的食物过敏与牛奶、鸡蛋、大豆、小麦、花生、鱼、虾、坚果类等食物有关，其中以牛奶蛋白过敏最为常见。在婴幼儿喂养过程中要注意观察是否存在异常现象，尤其在引入新食物时需关注是否出现不良反应。如怀疑存在食物过敏，应着重关注某些症状（如皮疹、腹泻、眼肿等）出现是否与某种食物摄入有关、摄入可疑食物到出现症状的时间、可疑食物摄入量、其他时间进食相同食物是否出现相同症状、症状出现频率等。如确实发现症状均与进食可疑食物有关、停食可疑食物后症状改善，需及时于专科就医。如能提供2周的儿童饮食日记、相关症状及用药情况，则更有利于医生发现可疑食物与症状之间的关系。

食物激发试验是确诊食物过敏的可靠方法，即回避可疑食物2~4周后，将可疑致敏食物以小量加入普通食物中，逐渐增加至常量，添加过程中诱

拓 展 阅 读

发出过敏症为阳性，可确诊食物过敏。由于食物激发试验可诱发严重过敏反应，故需在有抢救设备并有诊断食物过敏经验的医院进行。过敏原皮肤点刺试验或血清食物特异性 IgE 检测阳性只能说明对食物过敏源敏感，不能作为确诊食物过敏的依据。

食物过敏常会随年龄增长而出现耐受，但早期的治疗对于改善预后具有重要意义。严格回避致敏食物是目前治疗食物过敏唯一有效的方法，但需在专科医生指导下进行，以免儿童出现营养不良。回避致敏食物同时应选用可保证婴幼儿正常生长发育的其他食物进行替代，并需定期监测儿童体格生长及营养情况、评估食物过敏情况以调整回避性饮食治疗时间。

固体食物引入时间与过敏性疾病发生的关系尚不肯定，目前缺少证据支持推迟引入高风险致敏食物（如鸡蛋、鱼、虾等）可有效预防过敏性疾病发生。

（5）食物质地转换。

婴儿的食物质地应随年龄增长而变化，以促进婴儿口腔功能发育。婴儿在 4~6 月龄时可以进食单一的泥糊状食物，通过泥糊状食物训练口腔协调动作及吞咽能力。7~9 月龄时，大多数婴儿能吃一些较稠、有颗粒的食物。与泥糊状食物相比，碎末状食物（稀饭、软饭、烂面、菜末、蛋羹、鱼泥、豆腐、肉末、肝泥、水果等）能量密度增加，并有利于婴儿学习咀嚼。10~12 月龄时，婴儿食物应转换为更加粗糙的碎食物（软饭、烂面、碎肉、碎菜、蛋鱼肉豆制品、水果等），并应尝试指状食物。指状食物便于手抓捏，有利于婴儿学习自己进食。

如婴儿到 8 月龄时仍未添加需咀嚼的食物，此后再添加这类食物困难明显增加。婴儿期食物转换过程遗留问题延续，可致幼儿期和学龄前期儿童"口腔技能发育问题"。

拓展阅读

## 婴儿辅食制作及保存方法

一、婴儿米粉

不同品牌婴儿米粉冲调方法不同，应参考调配说明将适量母乳或配方奶分次加入米粉内并用匙拌匀形成米糊，可在米糊中加入水果泥、菜泥或其他泥糊状食物。

二、粥和软饭

洗净白米，以水浸泡1小时，加入适量的水大火煮滚（半杯米加入5杯水为稀粥；加入3杯半水为稠粥；加入2杯水为软饭），水沸后转中火慢煮至米"开花"，煮至适当的稀稠度即成。

三、根茎瓜豆泥（土豆、胡萝卜、南瓜、冬瓜、豌豆等）

将根茎洗净，去皮，切成小块后煮烂或蒸熟，用匙压成泥，期间可加入适量温开水、母乳或配方奶调至适当的稀稠度。

四、菜泥/菜碎

选择绿叶蔬菜，摘取嫩叶，放入沸水中焯熟，捞出切碎或捣烂成泥。

五、肉泥/肉碎（猪、牛、羊、鸡）

选用瘦肉，洗净，剁碎或用料理机粉碎成肉糜，加入适量的水煮烂或蒸熟成泥状。

六、鱼泥

将鱼洗净，蒸熟或煮熟，去皮去刺，将留下的鱼肉用匙压成泥。

七、水果泥/水果片

选择熟透、质软的水果，如香蕉、桃、部分品种的苹果等，洗净、去皮去核，捣烂或用匙刮成泥状。满10月龄后，大多数宝宝已出牙，能咬断食物，可把水果切成2～3mm厚的薄片鼓励其自己进食。

八、混合辅食举例

青菜蛋黄米糊、菜肉粥、菜肉碎面、小馄饨、小饺子等。

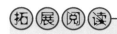

保证食物的制备与保存过程中食物、食具、水的清洁卫生，是减少婴儿感染的关键。家庭自制婴儿食物时，应选择新鲜、优质、安全的原材料，辅食制作过程中注意清洁、卫生，制作前洗手，所用炊具清洗干净，注意生熟分开，根据需要现制现食，不应喂剩存食物。如一次制作的食物量较大，需要储存，应在辅食做好后趁热分装到洗净且开水烫过的可以密封的玻璃瓶里，立即盖好盖子，放凉后放入冰箱冷藏室保存，一般可保存1周。

**5. 进食技能训练**

培养进食技能有助于婴儿神经心理发育。婴儿4~6月龄时应学习从勺中取食。7~9月龄时应训练用杯喝水，用勺、杯进食可促进婴儿口腔动作协调、学习吞咽。从泥糊状食物过渡到碎末状食物可帮助婴儿学习咀嚼。10~12月龄训练用手抓食，尝试自己用勺，断离奶瓶，学用杯子，以上进食技能的训练既可增加婴儿进食兴趣，又有利于眼手动作协调和培养独立进食能力。

**6. 饮食行为培养**

饮食行为是心理发育的组成部分，饮食行为的内涵包括喂养行为、进食行为、食物选择和进食氛围等，婴儿期饮食行为的核心为喂养行为。正常的婴幼儿喂养行为通过一系列喂养者和婴幼儿之间正性、积极的生理和心理互动，满足婴幼儿的营养和心理需求。婴幼儿本身的发育是基础，父母的培养是关键，这些因素相互联系、交互影响。合适的喂养方式是确保婴幼儿健康和父母与儿童之间良好关系的基础。

自婴儿期起，家长就应采取适宜的喂养行为，提倡回应式喂养：耐心喂食；注意观察婴儿的食欲和饱感；鼓励而不是强迫婴儿进食，当婴儿不愿意尝试某种新食物时，可通过调整食物种类、搭配、性状、花色、口味，以提高婴儿的进食兴趣；为婴儿创造良好的进餐环境，避免婴儿分心，多与婴儿进行眼神、语言交流，帮其养成专心进食的好习惯；避免强行喂食、诱哄、逼迫、惩罚等一系列错误喂养行为。

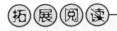

## 早产/低出生体重儿出院后喂养①

　　早产/低出生体重儿与健康足月儿的营养需求及生理特点存在一定差异，早产/低出生体重儿的营养管理不仅关系到其体格生长，而且影响其神经系统发育，与成年期慢性疾病密切相关。早产/低出生体重儿出院后喂养一般遵循以下原则：

　　（1）出生体重＜2 000 g、出生后病情危重或并发症多、完全肠外营养＞4周、体重增长缓慢的早产/低出生体重儿，出院后需在专科医生的指导下进行强化母乳、早产儿配方奶或早产儿出院后配方奶喂养。

　　（2）出生体重≥2 000 g，且无以上高危因素的早产/低出生体重儿，出院后仍首选纯母乳喂养，仅在母乳不足或无母乳时考虑应用婴儿配方奶。乳母的饮食和营养均衡对早产/低出生体重儿尤为重要。

　　（3）早产/低出生体重儿引入其他食物的年龄有个体差异，与其发育成熟水平有关。胎龄小的早产/低出生体重儿引入时间相对较晚，一般不宜早于校正月龄4月龄，不迟于校正月龄6月龄［校正月龄，即以胎龄40周（预产期）为起点计算校正后的生理年龄，计算方法为：校正月龄＝实际月龄－早产周数，早产周数＝足月胎龄－出生胎龄］。

## （四）进食安排

　　除婴儿早期按需哺乳外，3～4月龄后宜逐渐定时哺乳、进食，定时进食的餐次多少与婴儿月龄、胃容量、食物的能量密度及每餐进食量有关，一般每日进餐5～6次。4～6月龄后夜间逐渐不再进食，以便引入其他食物，培养良好进食与睡眠习惯。不同月龄进食安排具体如下。

---

　　①《中华儿科杂志》编辑委员会、中华医学会儿科学分会儿童保健学组、中华医学会儿科学分会新生儿学组：《早产、低出生体重儿出院后喂养建议》，载《中华儿科杂志》，2016（1）。

**1．0～3 月龄**

宜按需哺乳，不强求喂奶次数和时间，但一般每天喂奶的次数在 8～12 次，每 2～3 小时一次，每次哺喂时间长短因人而异，平均 15～30 分钟。

**2．4～6 月龄**

定时哺乳，每 3～4 小时一次，每日 5～6 次；4 月龄后夜间已可不再哺乳，满 6 月龄时夜间应不再哺乳，尝试添加第一阶段食物逐渐至 1 餐。从尝试添加其他食物起，就应将辅食喂养安排在与家人进餐时间相同或相近时，以便以后婴儿能与家人共同进餐。

**3．7～9 月龄**

定时进餐，每日 4～5 次乳类，1～2 餐辅食，辅食喂养一般安排于家人进食午餐或晚餐时间前后。

**4．10～12 月龄**

每日 3～4 次乳类、2～3 餐包含谷类、肉蛋禽鱼类、蔬菜类的多样化辅食及 1 次水果，逐渐达到与家人同时进食一日三餐。

## （五）营养监测

生长状况即生长速度是反映婴儿摄入能量是否充足的敏感指标，如能量摄入不足时，其他许多营养素也往往摄入不当。因此，对婴儿的体格生长进行全面评价，尤其是使用生长曲线图监测身长、体重增长情况，可直观反映婴儿喂养和营养状况。疾病或喂养不当、营养不足会使婴儿生长缓慢或停滞。6 月龄以下婴儿应每半月至每月测量 1 次身长和体重，6～12 月龄婴儿至少应每 1～3 个月测量 1 次身长和体重，病后恢复期可增加测量次数，利用标准生长曲线判断婴儿是否得到正确、合理喂养。但须注意，婴儿生长有自身规律，存在个体差异及阶段性波动，当婴儿的生长曲线在正常范围内，且与儿童生长标准的中位线大致平行时即为正常，不宜盲目追求参考值上限。

# 二、1~2 岁幼儿的饮食与喂养

## （一）1~2 岁幼儿的营养需求与饮食特点

满 1 岁后儿童生长发育速率较第一年有所下降，但营养需求与年长儿和成人相比仍处于较高水平。1 岁时，幼儿已尝试过多种家庭日常食物，伴随胃肠道等消化器官的进一步发育，以及感知觉和认知行为能力的发展，幼儿需通过接触、感受和尝试，逐步体验和适应更为多样化的食物，逐渐适应家庭的日常饮食，并从被动接受喂养转变为自主进食，即学会自己吃饭。

这一年龄段儿童的特殊性还在于随着社会性发展，幼儿自我意识增强，能逐渐注意家长对他的行为反应，并出现违拗性行为，喂养者的喂养行为对其营养和饮食行为有显著影响。喂养者应顺应幼儿需求科学喂养，有助于儿童健康饮食习惯的形成，并对健康有着长期而深远的影响。

## （二）食物品种和进食量

### 1. 家庭日常食物

满 1 岁后，儿童每日饮食中应包括谷物类食物、动物性食物、多种蔬菜水果及足够的脂肪摄入，以保证膳食的均衡和营养。应选用高能量密度、高蛋白质、易于消化的食物，具体食物品种和进食量推荐如下。

（1）谷物类。

包括厚粥、软饭、面条等，每日进食量 50~100 g。谷物类含有大量的碳水化合物，是幼儿主要的能量来源。

（2）动物性食物。

包括鸡蛋、瘦肉、肝脏、鱼类等，应每日进食鸡蛋 1 个（约 50 g），肉禽鱼 50~75 g。动物性食物富含优质蛋白质、铁、锌、维生素 A 等，是幼儿不可缺少的食物。

（3）蔬菜和水果。

蔬菜和水果是维生素、矿物质及纤维素的重要来源之一，具有多样的口味和质地，有助于幼儿学习和适应食物不同的味道、质地。应多选择深色蔬菜、水果，每日进食量以幼儿需要而定，蔬菜、水果各50~150 g。

（4）植物油和脂肪。

植物油和脂肪可提供能量及必需脂肪酸，是幼儿饮食不可或缺的一部分，每日摄入量5~15 g。

### 2. 乳类

乳类仍为1~2岁幼儿重要的营养来源，每日乳类摄入量应维持约500 mL（400~600 mL），品种包括母乳、婴儿配方奶、牛奶、酸奶及奶酪等乳类制品。普通豆奶粉、豆浆的营养成分与奶制品有较大差异，不宜作为乳类的替代品。

（1）母乳。

母乳仍可以为幼儿提供部分能量，优质蛋白质、钙等重要营养素，并可提供抗体、母乳低聚糖等各种免疫保护因子。

（2）婴幼儿配方奶。

婴幼儿配方奶以婴幼儿营养需要为依据强化铁、锌、维生素D等微量营养素，可以更好地满足幼儿生长发育需要，不能母乳喂养或母乳不足时，仍建议以合适的婴幼儿配方奶作为补充。

（3）普通鲜奶、酸奶及其他乳制品。

1岁以上幼儿可以将普通鲜奶、酸奶、奶酪作为食物多样化的一部分逐渐尝试，但由于其酪蛋白和矿物质含量远高于母乳，可增加幼儿代谢负担，建议少量进食为宜，不能以此完全代替母乳和配方奶。

### 图片链接

7~24月龄膳食安排可参考"中国7~24月龄婴幼儿平衡膳食宝塔"，通过扫描二维码可浏览详细内容。

## （三）喂养实施

### 1. 均衡饮食

（1）保证食物多样化

没有单一食物可供给人类需要的所有营养素，因此食物的多样性是保证营养均衡的首要条件。幼儿膳食应合理搭配，保证食物种类多样化，口感好、易消化，满足幼儿对能量及各种微量营养素的需要。每餐应包含 3 种以上食物，保证动物性食物、蔬菜水果、乳类的摄入。

（2）重视高营养价值食物

应多吃维生素 A 或 β - 胡萝卜素丰富的水果和蔬菜，多吃富含铁、锌的动物性食物，食物中应含有适量动物脂肪。在婴幼儿期，素食不能满足生长发育的营养需要，肉禽鱼蛋应每天都吃或尽可能每天吃。如必须素食喂养，则需额外添加营养素强化食品或维生素、矿物质补充剂，以补充日常饮食中营养素的不足。限制给予果汁的量以免影响其他营养丰富食物的摄入。

### 2. 合理烹调

（1）少盐少糖清淡口味。

1～2 岁幼儿的食物应是少盐、少糖、少刺激的淡口味食物，最好为家庭自制食物，应单独制作。虽然食物转换的最终目的是逐渐转变为成人的膳食模式，但并不是所有的家庭食物都适合 1～2 岁的幼儿，如经过腌、熏、卤制，重油、甜腻，以及辛辣刺激、高盐、高糖的重口味食物均不适合。婴幼儿的味觉、嗅觉还在形成过程中，父母及其他喂养者不应以自己的口味来评判。烹调食物时可选天然、新鲜香料，如柠檬、番茄、具有特殊香气的蔬菜等进行调味，并通过不同食物的搭配丰富食物口味，天然的奶味和酸甜味是婴幼儿最熟悉和喜爱的口味。

（2）注重食品安全、保障营养价值。

幼儿食品烹调最重要的原则是将食物煮熟、煮透，同时尽量保持食物中的营养成分和原有口味，烹调方式宜多采用蒸、煮，不用煎、炸。应将食物切碎煮烂，易于幼儿咀嚼、吞咽和消化，特别注意要完全去除皮、骨、刺、核等；大豆、花生等颗粒状食物应先磨碎，制成泥糊浆等状态进食。含水量高的食物，如稀粥、羹汤等，能量密度低且可增加胃肠负担，不宜让幼儿经常食用。

拓展阅读

### 幼儿盐、糖摄入的控制

满 1 岁后，幼儿食物中可添加少量调味品调味，同时，幼儿开始少量尝试成人食物，钠摄入量较婴儿期明显增加，可足够满足幼儿需求。经工业加工后的食品，钠含量较天然食品大大提高，即使是婴幼儿食品，如婴幼儿肉松等加工肉制品，含钠量也远高于天然肉类，喂养人应注意通过查阅食品标签识别高盐加工食品，避免幼儿食用，不推荐幼儿过多进食加工食品。

儿童对甜食有着天然的喜爱，可适量为幼儿提供带有甜味的水果、蔬菜等天然健康食物，避免糖果、糕点、碳酸饮料、非鲜榨果汁等高糖食物，查阅配料表时特别需注意，除蔗糖（白砂糖）外，标示为麦芽糖、果葡糖浆、浓缩果汁、葡萄糖、蜂蜜等食品添加剂均为糖类，应计入糖总摄入量。

**3. 顺应喂养**

（1）尊重进食意愿。

1~2 岁幼儿常常出现食量波动，饮食习惯多变，不易预测，喂养人应及时感知儿童发出的饥饿或饱足的信号，充分尊重幼儿意愿，耐心鼓励，但绝不强迫喂养。儿童对能量的需求有个体差异，且受活动量、代谢水平、生长速率等因素影响可有所变化。感知饥饱、调节能量摄入是人类与生俱来的能力，健康幼儿有足够的能力通过调节进食量恰当的摄取生长发育所需营养。喂养者不应依据"推荐进食量"或个人观点刻板地限制幼儿进食量。长期过量喂养或喂养不足可导致幼儿对饥饱感知能力的下降，并进而造成超重肥胖或营养不良。应鼓励幼儿以语言、肢体语言等发出要求或拒绝进食的请求，强化幼儿对饥饿及饱足的内在感受，发展其自我控制饥饿或饱足的能力。

（2）提供适宜食物。

喂养人有责任为儿童提供安全、营养、多样化，且与儿童发育水平相适应的食物，在喂养过程中对幼儿发出的饥饿或饱足的信号做出恰当的回应。尊重儿童对食物的选择，允许其在准备好的食物中挑选自己喜爱的食物，对幼儿不喜欢的食物应变化搭配反复提供并鼓励其尝试。

**4. 培养良好进食习惯**

为培养良好进食习惯，喂养人有责任为幼儿营造良好进餐环境，固定就餐时间与地点，保证进餐环境安静、愉悦，避免电视、玩具等对幼儿注意力的干扰，避免家长追逐喂养。1～2岁幼儿仍应分餐进食，但应与家人一同进餐，控制每餐时间不超过30分钟。在幼儿进食单独制作的幼儿食物的同时，成人要鼓励幼儿尝试成人食物，成人要发挥父母及其他家人的榜样作用，父母应对食物和进食保持中立态度，不能以食物和进食作为惩罚和奖励。

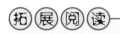

### 婴幼儿进食中的安全问题

随着幼儿进食食物种类增多，活动范围扩大，进食意外的发生风险显著增加。注重良好进食习惯的培养也是避免发生进食意外的重要一环。幼儿进食时随意走动易引起碰伤、烫伤、异物吸入窒息，为保证安全，进食时应固定位置，并注意进食场所的安全，必须有成人看护，在幼儿进食时叮嘱其认真咀嚼，不可直接吞食，不可一边讲话一边进食，以防进食意外。同时，应注意为婴幼儿提供与其能力相适应的食物，避免提供容易导致窒息的食物，包括整粒坚果、整粒葡萄或圣女果、生胡萝卜块、果冻等胶状食物、整条火腿肠、不易咀嚼的肉块、硬糖或胶质软糖、大勺花生酱等。

**5. 鼓励自主进食**

学会自主进食是儿童成长过程中重要的一步，需要反复尝试和练习。家长应有意识地利用幼儿认知、行为能力的发展及自我意识的发展，培养幼儿自主进食。

在幼儿学习自主进食的过程中，家长应给予充分的鼓励，并保持耐心。13 月龄幼儿愿意尝试抓握小勺自喂，但大多洒落；18 月龄时可用小勺自喂，但仍有较多散落；24 月龄时能用小勺自主进食并较少洒落。

### （四）进食安排

1～2 岁幼儿每日进餐次数一般为 5～6 次，包括正餐及辅餐。营养均衡的正餐早、中、晚共 3 次，与家人一日三餐的进食时间一致，在早、午餐之间及午、晚餐之间可安排 1～2 次乳类及水果或营养点心，并在晚餐后安排 1 次乳类喂养。每次进餐时间为 20～25 分钟（＜30 分钟），餐间不宜进食。

### （五）营养监测

由于膳食模式转变，婴儿后期和幼儿期是最易发生营养问题的年龄期，1～2 岁幼儿应每 3 个月监测一次体格生长指标，并继续利用生长曲线图评估幼儿体格生长水平，以判断幼儿营养状况，进一步可根据幼儿体格生长指标的变化，及时调整营养与喂养方式，使幼儿生长达到适度、平稳的最佳生长模式。

## 三、2～3 岁幼儿的饮食与喂养

### （一）2～3 岁幼儿的营养需求与饮食特点

经过前期膳食模式的过渡和转变，2～3 岁幼儿摄入的食物种类和膳食结构已经开始接近成人，但与成人相比，2～3 岁幼儿对各种营养素的需要量仍较高。这个阶段的生长发育情况直接关系到青少年期和成人期的身高情况及肥胖发生风险。与此同时，由于儿童自主性、好奇心、学习能力和模仿能力不断增强，影响食欲、饮食行为和营养状况的因素日益增多，这个时期是饮食行为和生活方式形成及良好饮食习惯培养的关键时期，喂养人如仅注意食物本身的营养，可能已不再能完全满足幼儿营养需求。

## （二）食物品种和进食量

2～3岁幼儿摄入的食物种类已大致同成人，但由于幼儿咀嚼能力仍较差、胃容量有限，仍应选择质优量少易消化的食物，具体食物品种和进食量推荐如下。

**1. 谷薯类**

谷类每日进食量75～125 g，薯类适量。除大米、小麦制品外，可适量选用小米、玉米、黑米、燕麦、全麦粉等全谷物丰富主食种类，做到米、面、杂粮、薯类交替轮流供应。

**2. 肉蛋禽鱼**

每日进食鸡蛋1个（约50 g），肉禽鱼50～75 g，瘦肉、禽、鱼和动物血、肝脏等可交替食用。

**3. 蔬菜和水果**

多选深色蔬菜、水果，每日各100～200 g。

**4. 乳及乳制品**

乳类为蛋白质及钙的优质来源，鼓励每日饮鲜奶350～500 g，或以相当量的乳制品（如酸奶、奶酪等）替代部分鲜奶。

**5. 大豆及其制品**

大豆及其制品是优质蛋白质的补充来源，建议每日进食5～15 g。

**6. 植物油和脂肪**

植物油和脂肪是幼儿饮食不可或缺的一部分，但不宜过多，控制每日摄入量10～20 g。

**图片链接**

学龄前儿童膳食安排可参考"中国学龄前儿童平衡膳食宝塔"，通过扫描二维码可浏览详细内容。

## （三）家庭喂养实施

**1. 平衡膳食，形成健康饮食习惯**

（1）食物搭配适当。

与1~2岁阶段相同，食物的多样性仍是保证营养均衡的首要条件，每日应保证不同种类谷薯类、肉蛋禽鱼、蔬菜水果、乳类的供应，比例适当。但由于儿童自主性的萌发，其对食物可能表现出不同的偏好。家庭喂养人及托育机构保教人员备餐时应注意主辅食合理，荤素搭配，干湿配合，粗细粮交替、食物多样，切忌食品单调、无变化。膳食中注意含锌、铁等微量元素食物的补充。

（2）避免偏食挑食。

当幼儿出现一时性偏食和挑食时，需要喂养人适时、正确地加以引导和纠正，对儿童喜欢吃的食物，应限量并间隔其他食物，对其不喜欢吃的食物应变更烹调方法或盛放容器，鼓励幼儿尝试并及时给予表扬。

（3）培养健康饮食习惯。

为幼儿选择健康有营养的零食，如水果、蛋类、乳制品等。尽量少为幼儿提供加工食品，如果脯、罐头、香肠、腊肉等，避免含糖饮料（包括乳饮料及非鲜榨果汁）和高脂肪的油炸食物。鼓励幼儿多饮白水每日600~700 mL，避免给孩子喝茶、咖啡、碳酸饮料等。

**2. 合理烹调**

2~3岁幼儿可与成人共同进食普通家庭制作的食物，但应注意质地软、清淡，建议多采用蒸、煮、炖、煨等方式烹调，少放调料、少用油炸，可选天然、新鲜香料和新鲜蔬果汁（如番茄汁、南瓜汁、菠菜汁等）进行调味，巩固儿童清淡口味。

在食物的制作上应多样化，注意食物的色、香、味，尽可能使食物形态富有童趣，使儿童保持对食物的兴趣及新鲜感，诱发食欲。

由于幼儿咀嚼功能尚不完善，仍应注意需将食物切碎煮烂，完全去除皮、骨、刺、核等，以防进食意外。

**3. 强化良好饮食行为习惯**

（1）引导专注进食。

2~3岁幼儿注意力不易集中，易受环境影响，喂养人需进一步强化幼儿良好饮食行为习惯，固定就餐时间与地点，让幼儿使用专用的桌椅及餐具专心吃饭。避免进餐时电视、玩具等对幼儿注意力的干扰，避免家长追逐喂养，进餐时细嚼慢咽但不拖延，在自用小勺进餐的基础上练习用筷，进一步提高自主进食能力，增加进食兴趣，提高进食专注力。

（2）全面培养良好饮食行为习惯。

餐前1小时不宜吃水果、零食，不宜喝饮料，鼓励幼儿体验饥饿、获得饱感，保证旺盛的食欲。同时，注意培养餐前用肥皂、流水清洗双手，餐后漱口或饮白水去除口腔食物残渣等良好饮食卫生习惯。

**4. 提高对食物的认识和喜爱**

把握2~3岁幼儿好奇心强、模仿能力强的特点，鼓励幼儿体验、接纳各种食物的天然味道和质地，了解食物特征，鼓励幼儿参加家庭食物选购及膳食制备过程。可带幼儿去市场选购天然食品，辨识应季蔬果，尝试自主选购喜欢的食物；让幼儿观看膳食制备过程，参与一些力所能及的加工活动如择菜，体会参与的乐趣；可尝试带幼儿去农田认识农作物，实践简单的农业生产过程，参与植物的种植，观察植物的生长过程，并亲自动手采摘蔬菜，享受劳动成果，增进对食物的认识和喜爱。

**5. 维持吃动平衡**

食物摄入量和身体活动量是保持能量平衡的主要因素，增加幼儿身体活动量可增加能量消耗。一方面有助于维持健康体重，避免儿童超重肥胖；另一方面可增进食欲，提高儿童进食量，促进生长发育。

（1）培养健康运动习惯。

2~3岁幼儿大运动能力进一步发展，能够随意地跑、踢球、攀爬，可掌握一些简单的运动，应自此阶段起开始培养儿童健康运动习惯。每天至少进行60分钟的体育活动，最好是户外运动或游戏，可选择儿童喜欢的运动或游戏项目，但应丰富项目种类。适量做较高强度的运动，如快跑、骑小三轮车、攀架、踢球，能使其肌肉得到充分锻炼，增强体力、提高身体协调性。

（2）合理安排日常活动。

合理安排幼儿日常活动，通过玩耍、爬楼梯、收拾玩具等增加日常活动量。尽可能减少幼儿静态活动，如看电视、玩手机或平板电脑，除睡觉外尽量避免有连续超过 1 小时的静止状态，每天看电视、玩手机或平板电脑的累计时间不超过 2 小时。

## （四）进食安排

应有意识地培养孩子规律就餐，定时定量。2~3 岁幼儿每日进餐次数一般为 4~5 次，应安排早、中、晚 3 次正餐，与家人共同进餐，上、下午餐间可安排 1~2 次加餐，加餐以奶类、水果为主，配以少量松软面点，如晚餐时间比较早，可在睡前 2 小时安排一次奶类，不宜安排甜食。两正餐之间应间隔 4~5 小时，加餐与正餐之间应间隔 1.5~2 小时，加餐分量宜少，以免影响正餐进食量，零食尽可能与加餐相结合，不宜在餐前再增加零食和饮料。

## （五）托育机构膳食管理

年龄满 2 岁后，部分幼儿会进入托育机构，托育机构膳食管理遵循原则与家庭喂养基本一致，以保障儿童生长发育营养需求为基本目标，为儿童提供满足儿童年龄特点、健康安全的多样化营养膳食，促进儿童健康饮食习惯的形成。但实际操作中，由于托育机构面对的对象为集体儿童，膳食管理实施与家庭喂养仍有许多不同。

### 1. 膳食管理要求

（1）规范日常监管。

托育机构应严格按照有关法律、法规和规章要求，取得有效的"餐饮服务许可证"，建立健全各项食品安全管理制度。儿童膳食应专人负责，建立有家长代表参加的膳食委员会并定期召开会议，进行民主管理，不断提高膳食质量。工作人员膳食与儿童膳食严格分开，儿童膳食费专款专用①。

（2）严控食品安全。

儿童食品应在具有"食品生产许可证"或"食品流通许可证"的单位采购，食品进货前采购查验、索票索证，建立食品采购和验收记录；禁止加工变质、有毒、不洁、超过保质期的食物，不得制作和提供冷荤凉菜；食品加工用具必须设备标识明确、分开使用、定位存放；餐饮具、熟食盛器应集中清洗消毒，消毒后保洁存放；库存食品应当分类、注有标识、表明保质日期、定位储藏。

（3）合理安排进餐。

托育机构应合理制定餐、点数，日托机构一般一日三餐一点，全托机构在此基础上增加晚点一次（即一日三餐两点），正餐间隔时间3.5~4小时，进餐时间20~30分钟。每日上、下午各1~2次集中饮水，饮水量50~100 mL/次，根据季节变化酌情调整饮水量，保证儿童按需饮水。

**2. 儿童计划膳食**

（1）制订膳食计划。

托育机构应以《中国居民膳食指南》为指导，参考"中国居民膳食营养素摄入参考量（DRIs）"及"中国学龄前儿童平衡膳食宝塔"中各类食物每日参考摄入量，计算每周每人各类食品具体用量，制订膳食计划。

（2）制定食谱。

根据膳食计划制定带量食谱，即将膳食计划中每周食物用量合理分配到每日、每餐，定出每餐每人各种食物原料的用量，在此基础上制定食谱，形成科学、合理、平衡的营养膳食，最好达到食谱主副食花样一周内不重样，同时注意食谱应满足幼儿年龄特点。带量食谱应1~2周更换一次。

（3）营养计算与评价。

儿童膳食负责人需定期统计各种食品实际消耗量及用餐人日数（用餐人日数=

---

① 中华人民共和国卫生部 中华人民共和国教育部令（第76号）：《托儿所幼儿园卫生保健管理办法》，2010年。

全月各班每日每餐人数相加 ÷3），计算平均每人每日进食量，查食物成分表计算平均每人每日所摄入的各种营养素量、计算能量来源分布及蛋白质来源。以保证日托机构儿童能量、蛋白质及其他各类营养素达到"DRIs"的 80% 以上；全托机构儿童热量和蛋白质平均摄入量达到"DRIs"的 90% 以上，其他营养素达到"DRIs"的 80% 以上；三大营养素热量占比合理，优质蛋白质占蛋白质总量的 50% 以上。

**3. 进餐护理**

（1）维持进餐环境卫生整洁。

保教人员应注意维持进餐环境卫生、整洁、舒适，在幼儿进餐过程中不擦地、不扫地、不铺床。

（2）做好进餐准备。

按时开餐，避免幼儿在餐前（约 15 分钟内）做剧烈活动，避免过度兴奋，餐前组织幼儿洗手，随洗随吃，减少等待时间。

（3）科学掌握进餐量。

合理控制进餐时间，每餐时间不少于 20 分钟，不超过 30 分钟，由于 3 岁以内的幼儿年龄偏小，生活能力较差，故应多给予照顾，并适当提出一定要求。教导儿童充分咀嚼，不过分催饭，保证幼儿吃饱、吃好。对食欲不好、吃饭慢的幼儿要分析原因，给予特殊照顾，对食欲过于旺盛的幼儿要适当控制进餐速度及进食量。

（4）提高进食技能、培养良好饮食习惯。

集体生活有利于幼儿进食能力提高，保教人员应注重培养幼儿独立吃饭，2 岁半时饭、菜可分开；适时纠正幼儿偏食、挑食行为；指导幼儿在餐后擦嘴、漱口或刷牙，形成良好的口腔卫生习惯。

## （六）营养监测

定期监测幼儿体格生长情况，维持适宜的身高和体重增长。如长期随访监测发现幼儿身高、体重生长曲线增长不良、不增长，提示生长不良，说明存在喂养问题或疾病因素，需进一步进行全面营养评估，可通过询问病史、膳食调查了解幼儿膳食营养素摄入情况，并进行必要的实验室检测（如血红蛋白、血清蛋白、血清总胆固醇、激素水平、免疫指标等），全面了解幼儿营养状况。对于体重超过正常范围的超重、肥胖儿，在保证正常生长发育的前提下，应调整膳食结构，矫正不良健康习惯，逐步增加运动频率和强度，以控制体重增长。

## ❧　本章小结　❧

　　婴幼儿饮食与喂养的基本要求是满足生长，避免营养素缺乏，保障饮食行为正常发育。本章主要就婴幼儿喂养的食物选择、具体喂养方式方法和营养评价等进行阐述，强调母乳喂养、平衡膳食及顺应喂养模式，这是指导婴幼儿喂养实践的基本原则，是保障婴幼儿健康生长、形成健康饮食习惯的基础。

## ❧　常见问题解答　❧

问题1　婴儿奶量摄入不足的原因有哪些？

解答　喂养建议推荐4～12月龄的婴儿乳类摄入量为800 mL左右，能满足婴儿大部分能量、蛋白质需要。实践中6月龄以上婴儿乳量不足800 mL的原因主要包括：餐次过多（＞6次/天）、引入其他低能量密度食物量过多（包括水、果汁、汤类、稀粥等）使乳类摄入减少、过早增加辅食次数而减少乳量、奶粉冲调过稠等。调整婴儿喂养方法后，多数婴儿乳量可达每日800 mL左右（720～900 mL）。

问题2　婴儿可以饮水吗？饮水应注意哪些问题？

解答　6月龄内婴儿可从乳汁和其他食物中获取充足的液体量，每日6～7次小便即提示液体的摄入量基本满足婴儿需要。为减少胃肠负担，应避免额外给婴儿过多的水或果汁。婴儿后期食物构成接近成人，可适当饮水或果汁，特别是在环境干燥或高温导致不显性失水增多时。不同个体饮水量有差异，不要太机械，每日饮水不宜过多，以免影响正常进食。饮水时应以白开水为主，不推荐婴儿饮用果汁,避免儿童养成喜食甜食不饮白水的不良习惯。餐前 1 小时不宜饮水或果汁,以免影响食欲。

但需强调,婴儿期无须过多饮水不等同于婴儿不可饮水。婴儿机体调节能力差,如发热、腹泻等导致失水增多时易发生脱水,如果出现此类特殊情况,应在指导下积极为婴儿补充体液丢失,以免发生水及电解质紊乱。

**问题3**  婴幼儿体重增长不足怎么办?

**解答**  研究显示,1/3 以上 9~12 月龄婴儿体重增长不足,为亚临床营养不良状态。导致婴儿体重增长不足的原因主要包括进食食物能量密度低(摄入过多含水量过高的食物,如稀饭或汤饭)、频繁进食、奶量摄入不足、进食技能发育不良等。大部分婴儿通过调整喂养方式,均衡饮食、规律进食可改善体重增长不足问题。如通过以上措施体格生长情况仍未得到改善,则需及时就医,进一步通过全面的营养状况评估明确原因。

# 第四章 婴幼儿营养状况评估及常见喂养问题的对策

**通过学习本章，你将可以：**

1. 了解营养状况的评估方法。

2. 了解营养不良、贫血、佝偻病的病因和临床表现，熟悉预防措施。

3. 熟悉单纯性肥胖的原因，了解干预方法。

4. 了解常见维生素及矿物质缺乏的原因和表现，熟悉预防措施。

5. 掌握饮食行为问题的指导方法。

　　婴幼儿正处于生长发育的旺盛时期，对营养的需求较大，如果家长缺乏相关知识而喂养不合理，或婴幼儿出现饮食行为问题及患有疾病等使婴幼儿摄入的食物营养不能维持各组织、器官正常的生理功能，就会产生营养低下或营养过度问题。婴幼儿早期营养不良可能造成不可逆转的生长和认知发育迟缓，影响婴幼儿近期和远期的健康。因此，应重点做好预防工作，防患于未然。保教人员应向家长宣传健康知识，指导家长合理安排婴幼儿一日生活，定期进行健康检查评估，了解每个婴幼儿的健康状况，针对具体情况及时与家长沟通，并给予正确的指导。

## 一、儿童营养状况评估

　　营养状况评估是指对婴幼儿从饮食中摄取的营养物质与生理需求之间是否合适的评价。通过评估可以发现群体或个体存在的营养问题，从而及时采取有效的干预措施，使婴幼儿获得合理的营养，避免或减少营养性疾病的发生，确保婴幼儿身心健康。

完善的婴幼儿营养状况评估包括体格发育评价、临床评估、膳食评价和实验室检查四个部分。

## （一）体格发育评价

体格发育评价是一种以婴幼儿体格生长规律为依据，判断个体或群体婴幼儿生长状况的过程。婴幼儿的生长发育状况能较敏感地反映婴幼儿的营养水平和健康状况，因此常用体格发育指标评价婴幼儿的营养状况。常用体格发育指标有体重、身长（高）、头围、皮褶厚度等。通过将测量结果与同质人群（同年龄同性别）参考值进行比较，来判断有无营养不良或营养过剩的异常情况。体格发育评价指标、评价方法和结果判断同第一章。

## （二）临床评估

临床评估的基本步骤包括病史询问、体格检查、治疗性试验，具体如下。

### 1. 病史询问

了解喂养史、以往患病情况、有无营养素缺乏的症状，可做初步的判断。采集喂养史应询问婴幼儿是母乳喂养还是人工喂养，辅食添加的年龄、添加食物的种类和数量、进餐次数，食物喜好，食物储存和制作，有无食物过敏或食物不耐受，以及维生素或矿物质补充情况等。询问目前和以往患病状况，母孕期和乳母的膳食及营养状况，喂养人行为及抚育环境也有参考价值。详细询问有无营养素缺乏的症状如消瘦、乏力、夜盲、夜惊、面色苍白等。

### 2. 体格检查

营养素缺乏和过量常出现相应的体征，如维生素 A 缺乏有皮肤粗糙、角膜溃疡等。但应注意在体格检查中发现的许多体征的病因并不唯一，如水肿可能是由长期营养缺乏所致的低蛋白血症或维生素 $B_1$ 缺乏引起的，也可能是由肾脏疾病、心脏疾病等其他疾病或多种疾病引起的。严重的营养缺乏往往同时伴有多种营养素缺乏，当检查发现某一种营养素缺乏体征时，应认真分析是否伴有其他营养素缺乏的可能。

**3. 治疗性试验**

婴幼儿某些营养素缺乏，临床未确诊之前可先给予治疗，观察疗效，如缺铁性贫血给予补充铁剂，观察血红蛋白上升的程度及症状和体征是否消失，以助于诊断。

## （三）膳食评价

膳食评价是通过对婴幼儿摄入食物的种类和数量的调查，应用食物成分表和营养软件计算出平均每日能量和各种营养素的摄入量，参照相应年龄、性别每日能量和膳食营养素参考摄入量（Dietary Reference Intakes，DRIs）分析被调查婴幼儿膳食是否平衡及需要纠正的问题的方法。

膳食调查方法有多种，可根据调查研究的目的、调查对象、对方法精确性要求、研究时间的长短等确定适当的调查方法。每种方法各有优点和不足，一些大规模多中心或全国性调查常常采用两种或多种方法相互结合以获得更准确的结果。

**1. 常用膳食调查方法**

（1）称重法。

运用日常的称量工具对食物量进行称重，从而了解调查对象食物消耗量。计算各种食物实际摄入量需要获得每天每餐进食的每种食物的生重、食物的熟重和剩余食物熟重。食物的生重，即烹调前食物原料可食部分的重量；食物的熟重，即烹调后熟食的重量，由此可计算出各种食物的生熟比值。用进餐前各种食物熟重减进餐后剩余食物熟重得出摄入的各种食物熟重，然后按上述生熟比值算出所摄入的各种食物原料的生重，一天内各餐相加为一日摄入各种食物的总量，应用食物成分表计算出所摄取的各种营养素及能量。如果调查对象是群体婴幼儿，要记录每日每餐进餐人数，以便计算人日数，即三餐人数的平均数。此法适用于个体婴幼儿、集体婴幼儿机构的膳食调查，结果较为准确，但操作较繁杂。一般调查 3~5 天，至少 3 天。

（2）记账法。

记录一定时期（一般为一个月）内的食物消耗总量，并根据同一时期进餐人日数，计算出每人每日各种食物的平均摄入量。营养素及能量计算同称重法。此法多用于集体婴幼儿的膳食调查，操作较简单，但结果不够准确，也无法分析婴幼儿个体的膳食摄入情况。

（3）询问法。

通过问答方式了解调查对象在某一段时间内进食的食物种类和数量。营养素及能量计算同称重法。此法多用于个体婴幼儿的膳食调查，操作简单但准确性较差。调查时间一般为1~3天。

**2. 评估内容**

（1）能量水平及构成。

个体与群体婴幼儿每日膳食能量摄入与推荐数据越接近，能量水平适当的可能性越大；偏离越远，存在问题的可能性越大。膳食中宏量营养素供能比例应适当。

（2）三餐能量分配。

每日三餐食物供能早餐、早点占总能量的30%，午餐、午点占40%，晚餐、晚点占30%。

（3）蛋白质质量。

优质蛋白质应占蛋白质总量的50%以上。

（4）营养素摄入水平。

个体婴幼儿：每日平均膳食营养素摄入量与DRIs比较，摄入量低于EAR（平均需要量），摄入不足的概率高达50%；达到或超过RNI（推荐摄入量）时营养素摄入充足；介于EAR和RNI之间，摄入不足的概率为2.5%~50%。群体婴幼儿：每日膳食营养素平均摄入量需与EAR比较，可以评估群体中摄入不足的发生率。低于EAR者在人群中所占的百分比即为摄入不足的比例。RNI或AI可用于制订膳食计划的标准，不宜将平均摄入量与其比较评估群体儿童营养素摄入水平。

### （四）实验室检测

测定婴幼儿体液、排泄物或组织中各种营养素及其代谢产物，或其他有关的化学成分，可了解食物中营养素的吸收和利用情况。实验室生化指标异常往往早于临床表现或体征，有利于早期做出诊断。常用的实验室指标有营养素浓度测定、有关酶的测定等。由于营养缺乏症的各种临床症状和体征常无特异性，通常需要根据病史、体格检查等线索确定实验室检查的项目。

## 二、营养性疾病

合理营养是满足婴幼儿正常生理需求、保证婴幼儿健康成长的重要条件。如果婴幼儿摄取的能量和／或任何一种营养素不足或过多，都会导致一系列营养问题的发生，给婴幼儿健康造成不可逆转的损害。

### （一）蛋白质-能量营养不良

蛋白质-能量营养不良（简称"营养不良"）是由于摄入不足或食物不能充分利用，以致不能维持正常代谢，迫使机体消耗自身组织，出现体重不增或减轻、生长发育停滞、脂肪逐渐消失的一种慢性营养缺乏病。本病主要见于 3 岁以下婴幼儿。病程长者常伴有多种营养素缺乏，易患各种感染。

近年来，我国儿童营养状况得到极大改善。1990—2010 年，全国 5 岁以下儿童营养不良明显减少，但是，城乡、地区差异一直较为明显，贫困农村地区婴幼儿的营养不良问题依然比较突出。

**1. 病因**

（1）摄入不足。

喂养不当是重要原因，如母乳不足未及时补充配方奶、人工喂养配方奶配制过稀、长期以淀粉类食物喂养及辅食添加不合理。还有因不良的饮食习惯如偏食、挑食、吃零食过多等引起的摄入不足。

（2）疾病因素。

疾病常为诱发因素。各种疾病如消化道畸形、感染性疾病、内分泌及遗传代谢性疾病等导致婴幼儿长期摄食不足或消化吸收障碍及代谢消耗过多，可发生营养不良。

（3）先天不足。

多见于早产、低出生体重儿、小于胎龄儿及双胎、多胎等追赶生长需要量增加，常常并发疾病致使摄入不足或消化吸收不良，从而容易发生营养不良。

**2. 分类和分度**

营养不良通常采用年龄别体重、年龄别身长（身高）和身长（身高）别体重三项评价指标，应用标准差法进行分类和分度见表4-1。符合其中的一类即可诊断营养不良，两类或三类营养不良可以同时存在。

表 4-1　营养不良分类、评价指标和分度

| 分　类 | 评价指标 | 分　度 | |
| --- | --- | --- | --- |
| | | 中　度 | 重　度 |
| 低体重 | 年龄别体重 | M-3SD~M-2SD | < M-3SD |
| 生长迟缓 | 年龄别身长（身高） | M-3SD~M-2SD | < M-3SD |
| 消瘦 | 身长（身高）别体重 | M-3SD~M-2SD | < M-3SD |

**3. 表现**

体重不增是蛋白质-能量营养不良的最早表现。随着病情的进展，体重逐渐下降，皮下脂肪减少以至消失。皮下脂肪减少的顺序为：先是腹部，此后是躯干、臀部、四肢，最后是面颊。皮下脂肪厚度是判断营养不良程度的重要指标之一。开始身长（身高）并无影响，精神状态正常。病情进一步加重时，身长（身高）低于正常，精神萎靡，反应差，皮肤干燥、苍白，肌肉松弛、肌肉萎缩，体温偏低，脉细无力，无食欲，腹泻、便秘交替等。合并血浆白蛋白降低时，可有水肿，轻者仅见于双下肢踝部，病程进展可延至躯干、腹壁、面部、眼睑，严重者可发生胸水、腹水。重度营养不良可有重要脏器损害，如心功能下降等。

常见的并发症有营养性贫血，与缺乏铁、叶酸、维生素 $B_{12}$ 等造血原料有关，以小细胞低色素贫血最常见。还会伴有多种营养素的缺乏、常见维生素 A 的缺乏，也会有维生素 D、B 族维生素、维生素 C 及矿物质锌等的缺乏，从而出现相应的各种症状。由于患儿免疫功能低下，易患各种感染，如反复呼吸道感染、肺炎、中耳炎、腹泻等；婴儿腹泻常迁延不愈而加重营养不良，形成恶性循环。营养不良也可并发低血糖，患儿突然出现面色灰白、神志不清、脉搏缓慢、呼吸暂停、体温不升等，但无抽搐，若不及时诊治，可致死亡。

**4. 治疗**

（1）去除病因。

查明病因，积极治疗原发病。

（2）调整饮食。

根据营养不良的程度、消化功能和对食物的耐受力逐步调整营养。营养增加应坚持由少到多、由稀到干、由一种到多样化的原则，逐步恢复到正常饮食。食物的选择除乳制品外，可添加高蛋白食物如蛋类、肝泥、肉末、鱼粉等，必要时可加氨基酸混合液或要素饮食等。食物中应含有丰富的维生素和矿物质。

（3）促进消化功能。

给予各种消化酶如胃蛋白酶、胰酶等以助消化。锌剂可提高味觉敏感度，增加食欲，可补充锌制剂。根据病情需要使用胰岛素、蛋白同化类固醇制剂如苯丙酸诺龙。中医疗法如中药、针灸、按摩、推拿等能调整脾胃功能，改善食欲，也有一定的疗效。

（4）治疗并发症。

针对营养性贫血、营养素缺乏、感染等积极治疗。

（5）其他。

充足的睡眠、适当的户外活动、不良饮食习惯的纠正和良好的护理非常重要。

**5. 预防**

（1）做好孕期保健。

加强孕期营养管理，特别是孕中、孕晚期的营养指导，减少早产、低出生体重儿等。

（2）合理喂养。

提倡母乳喂养，对母乳不足或不宜母乳喂养者应及时给予指导，采用混合喂养或人工喂养，并科学合理添加辅食；培养良好的饮食习惯。

（3）合理安排生活作息制度。

保证充足的睡眠，适当进行户外活动。

（4）做好疾病防治工作。

按时预防接种；对于反复患消化道、呼吸道感染及影响生长发育的慢性疾病婴幼儿应及时治疗。

（5）做好生长发育监测。

定期测量体重、身长（身高），应用生长发育监测图，发现生长曲线变平或下滑应查找原因，及时予以纠正。

## （二）维生素 D 缺乏性佝偻病

维生素 D 缺乏性佝偻病（简称"佝偻病"）是缺乏维生素 D 引起体内钙磷代谢异常，导致生长期的骨组织矿化不全，产生以骨骼病变为特征的全身慢性营养性疾病，是维生素 D 缺乏最严重的阶段。本病多见于 2 岁以下的婴幼儿。

随着我国卫生保健水平的提高，本病发病率逐年降低，目前，重症佝偻病在临床上已不多见。

**1. 病因**

（1）日光照射不足。

维生素 D 主要通过阳光照射皮肤合成。日光紫外线不能通过普通玻璃，婴幼儿户外活动少，维生素 D 生成不足；户外活动时衣服遮盖、空气污染、高楼遮挡、冬季阳光强度弱等均影响皮肤合成维生素 D。

（2）摄入不足。

天然食物除有些海鱼的肝脏含有较多的维生素 D 外，乳类、蛋黄、肉类等含量很少，谷类、蔬果类中几乎不含维生素 D。纯母乳喂养如果没有额外补充维生素 D，易出现维生素 D 缺乏。

（3）生长过快。

生长发育速度过快的婴幼儿维生素 D 相对不足。

（4）先天储存不足。

婴儿在胎儿期从母体获得的维生素 D 能够满足出生后一段时间的需要，母孕期维生素 D 缺乏的婴儿、早产儿 / 低体重或双胎 / 多胎婴儿出生后早期维生素 D 不足。

（5）胃肠功能异常或肝肾疾病。

维生素 D 为脂溶性，患有胃肠道疾病如慢性腹泻等会影响维生素 D 的吸收；肝肾功能不良时，维生素 D 代谢发生障碍，活性维生素 D 生成减少，容易导致维生素 D 缺乏。

**2. 表现**

临床表现包括一般非特异性症状、骨骼特征性表现和其他系统改变。根据病变程度分为早期、活动期、恢复期和后遗症期。

（1）早期。

多见于 6 月龄内，特别是 3 月龄内的婴儿。可有多汗、易激惹、夜惊等非特异性神经精神症状，此期常无骨骼病变。血钙、血磷正常或稍低，碱性磷酸酶（AKP）正常或稍高，血 25-（OH）D 降低。骨 X 线片无异常或长骨干骺端临时钙化带模糊。

（2）活动期。

小于 6 月龄婴儿可有颅骨软化；大于 6 月龄婴儿可见方颅、手（足）镯、肋骨串珠、肋软骨沟、鸡胸、O 型腿、X 型腿等。血钙正常低值或降低，血磷明显下降，血 AKP 增高，血 25-（OH）D 显著降低。骨 X 线片长骨干骺端临时钙化带消失，干骺端增宽，呈毛刷状或杯口状，骨骺软骨盘加宽 > 2 mm。

（3）恢复期。

早期或活动期患儿可经日光照射或治疗后症状消失，体征逐渐减轻或恢复。血钙、血磷、AKP、25-（OH）D 逐渐恢复正常。骨 X 线片长骨干骺端临时钙化带重现、增宽、密度增加，骨骺软骨盘 < 2 mm。

（4）后遗症期。

严重佝偻病治愈后遗留不同程度的骨骼畸形，多见于 3 岁以后的儿童。

**3. 治疗**

（1）一般疗法。

加强护理，合理饮食，坚持经常晒太阳（6 个月以下婴儿避免直晒）。

（2）补充维生素 D 制剂。

治疗目的为控制病情及防止骨骼畸形，治疗原则以口服为主。维生素 D 制剂选择、剂量大小、疗程长短、单次或多次、途径（口服或肌注）应根据患儿具体情况而定，强调个体化。

（3）其他。

注意钙剂和其他多种营养素的摄入。对于严重骨骼畸形患儿，后遗症期可考虑手术矫治。

**4. 预防**

佝偻病的预防应从围生期开始，以婴幼儿为重点对象，并持续到青春期。做到"因时、因地、因人而异"。应进行广泛宣传教育，使父母及看护人学到有关知识。

（1）孕期。

孕妇应经常户外活动。饮食应含有丰富的维生素 D、钙、磷和蛋白质等营养物质。可于妊娠后 3 个月补充维生素 D 800~1 000 IU/d（20~25 μg/d）。如有条件，孕妇应监测血 25-（OH）D 浓度，存在维生素 D 缺乏时应给予维生素 D 治疗，使 25-（OH）D 水平保持在正常范围。

（2）婴幼儿。

①户外活动。日光照射是获取维生素 D 的主要来源。指导家长带婴儿尽早户外活动，逐渐达到每日 1~2 h，尽量暴露身体部位如面部（避免阳光直接晒到眼睛）、手臂、腿等。由于过量日光照射对健康不利，特别提醒小于 6 个月的婴儿应避开正午时间，避免日光直射。同时，对于大于 6 个月的婴幼儿日照量亦要适宜，夏季尽量选择早晨或午后晒太阳，并注意避开 10:00—14:00（有时为 15:00）这一紫外线超强的时段，以免造成皮肤晒伤。

②维生素 D 补充。婴儿生后尽早开始补充维生素 D 400～800 IU/d（10～20 μg/d），不同地区、不同季节可适当调整剂量，并推荐长期补充，直至儿童和青少年时期。早产儿、双胎儿等高危人群生后即应补充维生素 D 800～1 000 IU/d（20～25 μg/d），3 个月后改为 400～800 IU/d（10～20 μg/d）。维生素 D 补充量应包括食物、维生素 D 制剂、维生素 D 强化食品中的维生素 D 含量和日光照射。《中国居民膳食指南》（2013 版）建议婴幼儿维生素 D 的可耐受摄入量为 800 IU/d（20 μg/d）。

③喂养指导：注意多种营养素的摄入，尤其是钙。乳类是钙营养的优质来源，乳量充足的可不额外补充钙剂。除了乳类之外，小鱼小虾、豆类、坚果类也是钙营养的良好来源。膳食中钙摄入不足者，可适当补充钙剂。每日钙参考摄入量见附录八。

## （三）营养性缺铁性贫血

单位体积血液中红细胞、血红蛋白和红细胞压积低于正常值，或其中一项明显低于正常值，都称贫血。在儿童贫血中，以营养性缺铁性贫血为主。营养性缺铁性贫血是由于体内铁缺乏致使血红蛋白合成减少而引起的贫血，具有小细胞低色素、血清铁蛋白降低和铁剂治疗有效等特点。

贫血是世界性的健康问题，可发生在各年龄段，以婴幼儿及孕期妇女发病为高。随着我国国民生活水平的极大改善和卫生保健水平的提高，5 岁以下儿童贫血患病率 2005 年开始持续下降，从 19.3% 下降到 2010 年的 12.6%；但是，2 岁以下儿童贫血问题仍然十分突出，特别是农村地区，2010 年 6～12 月龄农村儿童贫血患病率高达 28.2%，13～24 月龄儿童贫血患病率为 20.5%，其中缺铁性贫血占大多数。

**1. 病因**

（1）先天储备不足。

胎儿时期铁来自母体，以妊娠最后 3 个月获得的最多，故新生儿体内储存铁的多少与胎龄及出生体重成正比，因此早产儿、低出生体重儿、双胎或多胎储存铁相对不足；胎儿失血和孕母严重缺铁等可导致胎儿储铁减少。

（2）摄入量不足。

这是儿童缺铁的主要原因。婴儿以乳类为主食，包括母乳在内的所有乳类食品中含铁量均很低，6 个月龄后若不及时添加含铁丰富的辅食就会发生贫血。年长儿偏食、挑食等不良饮食习惯也可导致贫血的发生。

（3）需要量增加。

儿童生长发育迅速，对铁的需求量大，如未及时添加富铁食物，易于发生缺铁现象。早产儿、双胎、低出生体重儿生后追赶生长，各营养素需要量增加，更是缺铁的高危人群。

（4）吸收减少或消耗过多。

不合理的饮食搭配可影响铁的吸收，消化道疾病或反复感染不仅减少铁的吸收，而且可致铁消耗量增加。

（5）丢失过多。

婴儿由于生长旺盛，体内储存的铁皆用于补充血容量的扩充，即使小量的慢性失血如寄生虫病、肠息肉、胃肠道畸形等，均可导致贫血。

**2. 表现**

贫血一般表现为皮肤黏膜苍白，以皮肤、口腔黏膜、睑结膜及甲床等较明显。乏力、不爱活动、食欲不振，可出现异食癖。年长儿有头昏、耳鸣、眼花等。在贫血尚不明显而机体缺铁时就可有烦躁不安、多动、注意力不集中、反应迟钝等神经系统症状。患儿抵抗力降低，易伴发各种感染。病情重、病程长的儿童可有肝、脾和淋巴结肿大。

**3. 治疗**

（1）一般治疗。

合理喂养，给予富含铁和维生素 C 的食物；加强护理，避免患感染性疾病。

（2）去除病因。

查找病因，采取相应措施。

（3）铁剂治疗。

可通过口服铁剂进行治疗。按元素铁计算补铁剂量，即每日补充元素铁

2～6 mg/kg，餐间服用，分 2～3 次。可同时口服维生素 C 以促进铁吸收。在 Hb 值正常后继续补充铁剂 2 个月，恢复机体铁储存水平。必要时可同时补充其他维生素和微量元素，如叶酸和维生素 $B_{12}$。

**4. 预防**

（1）孕期。

加强营养，摄入富铁食物。从妊娠第 3 个月开始，按元素铁 60 mg/d 口服补铁，必要时可延续至产后；同时补充小剂量叶酸（400 μg/d）及其他维生素和矿物质。分娩时延迟脐带结扎 2～3 分钟，可增加婴儿铁储备。积极预防早产、低出生体重儿等情况的发生。

（2）婴儿期。

①喂养指导。提倡母乳喂养，母乳含铁低，但生物利用度高，如母乳不足或不能母乳喂养时，选择强化铁的配方奶。及时、合理添加富铁食物。强化铁的婴儿食品如婴儿米粉和动物性食物如肉类、肝脏、动物血等含铁丰富，且铁的吸收率高，是膳食铁的最佳来源。植物性食物中新鲜蔬菜和水果铁的吸收率明显低于动物性食物，但富含促进铁吸收的维生素 C，因此，饮食应合理搭配。每日铁参考摄入量见附录八。

②铁剂补充。早产 / 低出生体重儿铁储备低，建议预防性补充铁剂。从生后 4 周开始，母乳喂养婴儿补充元素铁每日 2 mg/kg，配方奶喂养婴儿补充元素铁每日 1 mg/kg，直至纠正到 1 周岁。

（3）幼儿期。

注意食物的均衡和营养，多提供富铁食物，鼓励进食蔬菜和水果，促进肠道铁吸收，纠正儿童厌食、偏食等不良的饮食习惯。

（4）定期筛查。

儿童在定期健康检查工作中化验血常规或血红蛋白筛查贫血。常规检查次数，6～9 月龄检查 1 次，1～6 岁每年检查 1 次，早产 / 低出生体重儿 3～6 月龄增加一次，做到早发现，及时纠正。

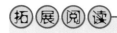

## 贫血的判断标准与分度和分类

临床上常根据血红蛋白（Hb）降低程度，进行贫血诊断（见表 4-2）和贫血分度（见表 4-3）。

**表 4-2  0~6 岁儿童贫血诊断标准**

| 年　龄 | 血红蛋白值（g/L） |
|---|---|
| 新生儿期 | < 145 |
| 1~4 月 | < 90 |
| 4~6 月 | < 100 |
| 6 月~6 岁 | < 110 |

**表 4-3  0~6 岁儿童贫血分度标准**

| 程　度 | 血红蛋白值（g/L） |
|---|---|
| 轻度 | 90~110 |
| 中度 | 60~90 |
| 重度 | < 60 |

贫血可根据红细胞形态和病因进行分类，其中根据红细胞形态，即平均红细胞平均容积（MCV）、平均红细胞血红蛋白浓度（MCHC）和平均红细胞血红蛋白含量（MCH）测定结果分为三类。

大细胞性贫血 MCV>94 fL，MCHC 正常，如巨幼红细胞性贫血等。

正细胞性贫血 MCV 和 MCHC 皆正常，如再生障碍性贫血等。

小细胞低色素性贫血 MCV < 80 fL，MCH < 27 pg，MCHC < 310 g/L，如缺铁性贫血等。

## （三）单纯性肥胖

体重超过同性别、同身高（身长）参考人群均值的 2 个标准差或体质指数（BMI）超过同年龄、同性别参考人群均值的 2 个标准差即可称为肥胖。儿童肥胖以单纯性肥胖为主，占 95%～97%。单纯性肥胖是以过度营养、运动不足、行为偏差为特征，全身脂肪普遍过度增生、堆积的慢性疾病。某些先天遗传性疾病、代谢性疾病及神经内分泌疾病所引起的继发性肥胖或因使用药物所引起的肥胖不属于单纯性肥胖范畴。

儿童肥胖不仅影响其正常的生长发育和社会心理行为，而且增加其成年后肥胖症、高血压、2 型糖尿病等慢性疾病发生风险，已成为全球性重要的公共卫生问题之一。在我国儿童超重肥胖检出率逐年上升，不仅城市儿童超重肥胖问题日益突出，农村地区儿童此问题也逐渐显现。因此，对本病的防治应引起社会及家庭极大的关注和重视。

**1. 病因**

（1）遗传因素。

肥胖有明显的遗传倾向。目前认为是多基因的复合作用。有关资料报道，双亲为肥胖者后代肥胖发生率高达 70%～80%；双亲之一肥胖者为 40%～50%；双亲为非肥胖者只有 10%～14%。肥胖家族中往往存在易致肥胖的不良饮食习惯和生活方式，导致了儿童不良饮食习惯和行为的形成，因此是遗传的易感性和环境因素共同作用引起肥胖。

（2）摄入过多。

早期喂养方式是肥胖发生与否的重要因素。已有研究证实，母乳喂养对儿童肥胖的发生有保护作用，而人工喂养的家长容易按照自我意愿决定婴儿的喂养次数和喂养量，发生过度喂养的概率较大；膳食结构不合理，长期摄入高脂肪、高动物蛋白质的高能量密度食物；不良饮食习惯如暴饮暴食、喜喝含糖饮料、爱吃甜食等均可致儿童饮食过量。

（3）运动不足。

能量摄入与能量消耗失衡，每天能量摄入较消耗多 1%～2% 即可导致肥胖。

喜欢看电视、玩电子游戏等久坐行为使儿童活动量减少，从而降低了能量的消耗，即使摄食不多，也可引起肥胖。肥胖儿童普遍存在不喜欢体育运动，因此形成恶性循环。

（4）出生体重。

胎儿在宫内的发育及母亲的营养状况，也可以影响到其后期是否发展成肥胖。研究发现，高出生体重（≥4 000 g）比正常出生体重儿童日后发生肥胖的可能性更大，是肥胖发生的重要危险因素。低出生体重儿童由于在胎儿期生长发育受到阻碍，出生后有追赶生长现象，也容易发展为肥胖。

（5）其他。

如进食过快或饱食中枢和饥饿中枢调节失衡以致多食；家长对肥胖的认知存在偏差，不认为超重、肥胖属于不健康状态，有时不但不进行干预，甚至还继续加强营养，导致儿童摄入过多。

**2. 表现**

肥胖的儿童食欲旺盛，进食速度快，食量大，喜食甜食、零食、高脂肪食物。不喜爱活动，明显肥胖的儿童活动时气短，容易疲劳。身材一般较高大，但女童由于性发育较早，身高生长停止也早，故最终身高常低于正常儿童。皮下脂肪厚实，分布均匀。重度肥胖因体态臃肿、动作笨拙，常常成为小朋友嘲笑的对象，自尊心受到伤害，因而常有心理障碍，如自卑、胆怯、孤独等。

**3. 治疗**

儿童肥胖的治疗以运动处方为基础，以行为矫正为关键技术，饮食调整和健康教育贯彻始终，以家庭为单位，以日常生活为控制场所，肥胖儿童、家长、教师、医务人员共同参与的综合治疗方案。控制体重不增或增长缓慢，但不影响身长（高）的生长，从而控制肥胖的发展，严禁使用药物、饥饿等影响儿童健康的减重措施。

（1）行为矫正。

通过个别访谈、家长会等形式了解基线行为，包括饮食习惯和生活方式，找出主要危险因素。根据与肥胖有关的行为设定目标行为和中介行为，并制定行为矫正的速度、奖励/惩罚、正/负诱导等具体内容。在行为矫正过程中，需记录行为日记，视具体情况每天或每周由儿童自己或家长记录，家长来判断给儿童怎样的奖励或者惩罚，以促使行为的改变。家庭应创造有利于儿童行为改变的环境，如不在儿童面前过多谈论美味的食物、减少不健康零食的储存等，同时家庭成员特别是父母要积极配合，树立良好的榜样，才能达到预期的效果。

（2）饮食调整。

婴幼儿活动消耗的能量有限，饮食调整是重要措施。不仅对摄入能量严格进行计算和控制，还要有选择地进食或避免进食某些食物，还包括对摄食行为，食物烹调方式进行调整。一日的能量合理地分配到三餐之中，即早餐、早点占总能量的 30%，午餐、午点占 40%，晚餐、晚点占 30%。加餐宜选择健康的食物，如蔬菜、水果、奶类等，份额宜少，提供的能量应小于全天总能量的 10%。餐次安排为三餐两点或三餐三点。饭前先喝点汤或者吃点水果，以免进食量过大；吃饭时要细嚼慢咽，每餐时间宜在 20～30 分钟。为满足儿童食欲，多选择体积大而能量低的食物如萝卜、黄瓜、芹菜、莴苣、竹笋、番茄、苹果等，以增加饱腹感。少食或不食高热量、高脂的油炸食物、西式快餐、甜食、奶油制品等。限制甜饮料。此外，在烹调方法上应尽量简单和清淡，多用蒸、煮，少用煎、炸等方法，减少糖、油的用量。

（3）运动疗法。

运动作为能量消耗的主要方面，不仅可以减少体脂，达到控制体重增长的目的，而且可以增强体质，促进儿童生长发育。家长应充分认识到运动对儿童的良好作用。经常带儿童做户外活动，每天 1～2 小时，可以减少静坐时间。活动形式应多样化，包括走路、跑步、踢球、蹦跳、骑小车等，也可选择趣味性强的游戏。运动量以运动中面色红润、情绪愉快，运动后不疲劳为宜。如果运动中大汗淋漓、气促、精神疲乏提示运动过度，应立即停止。对于婴幼儿不应刻意强调运动强度[1]。除此之外，在集体生活和家庭中多安排儿童做力所能及的家务劳动或日常事务，如值日生、送餐具等。

---

[1]　蒋竞雄：《儿童单纯肥胖症的行为矫正和膳食指导》，载《中华全科医师杂志》，2009（6）。

**4. 预防**

肥胖的预防着重于建立健康的饮食习惯和运动行为，不仅可控制肥胖的发生，而且对其他慢性病危险因素的降低也十分有益。

（1）孕期。

儿童肥胖发生发展的第一个关键时期。加强孕期营养保健和健康教育，防止胎儿体重过重。

（2）婴儿期。

6个月以内提倡纯母乳喂养，在及时、合理添加辅食的基础上继续母乳喂养至2岁；如果是人工喂养，注意不要过度喂养，要让婴儿体验和感受饱足感和饥饿感，以免失去对进食量的自我控制能力。避免过早添加固体食物。监测体重、身长的增长和发育状况，如体重增长过速，应适当调整喂养量，可以用蔬菜和水果代替部分奶量。

（3）幼儿期。

培养良好的饮食习惯和运动习惯。避免边看电视边吃饭或看电视时吃零食；尽量不吃快餐；家庭中尽量少用油炸的烹调方式；掌握幼儿的进食量，不强迫进食。多进行户外活动，尽量不看电视或电子媒体。监测体格生长情况，避免过度喂养和过度进食，适当控制体重增长速度。

**（四）锌缺乏症**

锌缺乏症是人体长期缺锌所引起的营养性疾病。

锌为人体必需的微量元素之一，广泛地参与人体各种代谢活动，对儿童生长发育、免疫功能、生殖功能等有重要作用。近年来国内调查发现某些地区小儿发病率较高，随着研究进展，锌对儿童生长发育及健康的重要性逐步得到关注和重视。

**1. 病因**

（1）摄入不足。

这是主要原因。母乳相对于牛乳，动物性食物相对于植物性食物，不仅锌含量高，且生物利用率也高。婴儿生后未喂初乳（初乳锌含量最高，4~5天后迅速下降），或长期人工喂养；添加的辅食以谷物为主，未添加含锌丰富的动物性食物，以及胃肠外静脉营养时未补锌或补锌不足等都可能造成锌缺乏。

（2）需要增多。

处在生长发育迅速的婴儿期和青春期，或营养不良恢复期等机体对锌的需要量增加，若膳食结构不合理或未补充锌易致锌缺乏。早产／低出生体重、双胎／多胎等胎儿期储存锌不足，生后追赶生长又使锌需要量增加，可造成婴儿出生早期即出现锌缺乏。

（3）吸收不良。

各种原因所致腹泻，尤其是慢性腹泻，以及反复的呼吸道感染，使锌丢失增加而吸收减少，是造成锌缺乏的重要因素。谷类等植物性食物含有植酸、鞣酸和纤维素等妨碍锌的吸收利用，因此，婴幼儿膳食长期以植物性食物为主时，实际吸收的锌少之又少，易致锌缺乏。

（4）丢失过多。

如反复出血、溶血、大面积烧伤等大量锌随体液丢失；肝硬化、慢性肾脏疾病等因低蛋白血症所致高锌尿症；长期应用金属螯合剂（如青霉胺）使锌从尿中排出过多，皆可导致锌缺乏。

（5）遗传因素。

如肠病性肢端性皮炎是一种常染色体隐性遗传病，患儿小肠吸收锌的功能缺陷，可导致严重缺锌。

**2. 表现**

（1）消化功能减退。

食欲不振、厌食、异食癖等。

（2）生长发育落后。

身长体重低于同龄儿，严重者有侏儒症。可影响智能发育，出现认知行为改变如精神萎靡、共济失调、精神发育迟缓等。

（3）免疫功能降低。

易患各种感染，如反复上呼吸道感染、腹泻等。

（4）其他。

各种皮疹、复发性口腔溃疡、伤口愈合缓慢、性发育延迟、暗适应能力下降、夜盲等。

孕母缺锌可引起胎儿发育不良、流产、早产、低出生体重及各种畸形。

锌缺乏的实验室指标，临床常用的是检测血清锌。儿童空腹血清锌的正常值最低为 11.5 μmol/L。血清锌有助于了解人体锌营养状况，但其缺乏敏感性，在轻度锌缺乏时仍可在正常水平。当怀疑有锌缺乏时可补锌试验性治疗，即使血清锌结果正常，若治疗后症状消失，生长发育加快，血清锌上升，则对确诊有帮助。

### 3. 治疗

（1）病因治疗。

积极治疗原发疾病。调整饮食，适量增加富锌食物。

（2）补充锌剂。

口服锌剂量为每日锌元素 1 mg/kg，疗程 1~2 个月，最大剂量每日 20 mg。如锌缺乏高危因素长期存在，则建议长期小剂量口服，每日锌元素 5~10 mg。

### 4. 预防

（1）开展健康宣传。

广泛宣传合理喂养及有关营养内容，使家长或抚养人了解相关知识。

（2）孕期和哺乳期。

注意膳食营养，保证每日有推荐量水平锌摄入，孕妇和乳母分别为 9.5 mg 和 12 mg。

（3）婴幼儿。

①喂养指导。提倡母乳喂养，母乳不足或人工喂养，应选择强化锌的配方奶。随着年龄增长，及时、合理添加辅食，强化锌的食品米粉可作为首选，但米粉含锌量较低，其生物利用度也低，逐步达到每日应有适量的含锌丰富的动物性食物摄入，如贝壳类海产品（如扇贝、牡蛎等）、红色肉类（如瘦猪肉、牛肉等）、动物内脏（如肝、肾等）等。保持膳食平衡，合理搭配，培养儿童不挑食等良好饮食习惯。每日锌参考摄入量见附录八。

②预防性补锌。有证据表明，常规剂量补充锌，即可造成铜缺乏，并继发贫血。铁和锌之间也存在相互干扰。因此，采用药物或强化食品预防性补锌时应在医生指导下进行，家长不可随意服用或食用，以免对婴幼儿健康造成损害。

## （五）维生素 A 缺乏症

维生素 A 缺乏症是缺乏维生素 A 所引起的全身营养性疾病。临床上以皮肤和眼部症状为主。维生素 A 缺乏的早期阶段（亚临床维生素 A 缺乏）虽然没有特异临床表现，但常出现反复呼吸道感染、腹泻、贫血等，对儿童健康同样构成极大的威胁。

维生素 A 缺乏被世界卫生组织（WHO）公认为世界四大营养素缺乏病之一，也是增加儿童严重感染性疾病发生率和死亡风险的主要原因之一。我国儿童维生素 A 缺乏症发病率已明显下降，但在边缘的农村地区仍有群体流行，亚临床型维生素 A 缺乏还相当普遍，应引起重视。

**1. 病因**

（1）摄入不足。

长期喂食淀粉类食物、脱脂乳或炼乳而未添加富含维生素 A 的动物性食物及富含胡萝卜素的蔬菜和水果，容易出现维生素 A 缺乏。母乳维生素 A 含量丰富，可基本满足婴儿需要。但当哺乳母亲自身维生素 A 缺乏时，母乳维生素 A 含量明显下降，导致母乳喂养婴儿维生素 A 缺乏。

（2）吸收利用障碍。

慢性消化道疾病如慢性腹泻、慢性痢疾、结肠炎和肝胆系统疾病等均可影响维生素 A 吸收和储存。膳食中脂肪含量过低或长期使用石蜡油通便也可影响吸收。

（3）需要量增加。

生长发育迅速的婴幼儿，尤其是母孕期维生素 A 摄入不足，易发生维生素 A 缺乏。早产 / 低出生体重、双胎 / 多胎等胎儿期储存维生素 A 不足，生后追赶生长又使维生素 A 需要量增加，可造成婴儿出生早期出现维生素 A 缺乏。患有急慢性消耗性疾病如长期发热、肿瘤等及各种传染病均可使机体对维生素 A 需要增多，易发生维生素 A 缺乏。

（4）代谢障碍。

患甲状腺功能低下和糖尿病时，β - 胡萝卜素转变成维生素 A 障碍致维生素 A 缺乏而血中 β - 胡萝卜素增高。

（5）其他营养素的影响。

蛋白质和锌摄入不足可影响维生素 A 的运转和利用，导致维生素 A 缺乏。

**2. 表现**

（1）眼部。

眼部症状出现最早，先有暗适应障碍，在暗光中视物不清，继之发展成夜盲，持续数周后，出现眼干燥症的表现，眼结膜、角膜干燥，失去光泽和弹性，自觉痒感，泪少，畏光，随眼球的转动可出现球结膜皱褶，在近角膜处可有泡沫状白斑，称为毕脱斑。继而角膜发生干燥、浑浊、软化，严重时可发生角膜溃疡、坏死，甚至穿孔，导致失明。

（2）皮肤。

皮肤干燥、脱屑，以后角化增生，角化物充填毛囊形成毛囊性丘疹，状似"鸡皮"，触摸时有粗沙样感觉，先见于四肢伸侧，后发展至其他部位。毛囊角化引起毛发干燥，失去光泽，易脱落，指（趾）甲变脆易折、多纹等。

（3）其他。

生长发育障碍，严重缺乏时出现生长迟缓；牙釉质发育不良，易发生龋齿；可使免疫功能低下，易反复发生呼吸道和消化道感染，且迁延不愈。常伴贫血及其他营养素缺乏。

**3. 治疗**

（1）病因治疗。

重视原发病的治疗，同时改善膳食，增加富含维生素 A 和 β - 胡萝卜素的食物摄入，也可以采用维生素 A 强化的食品，如婴儿的配方奶粉和辅食等。

（2）维生素 A 治疗。

口服维生素 A，剂量为每日 7 500～15 000 μg（相当于 2.5 万 ～5 万 IU），2 天后减量为每日 1 500 μg（4 500IU）。

（3）眼局部治疗。

抗生素眼药水滴眼以防止继发感染，也可减轻结膜和角膜干燥不适。

**4. 预防**

（1）健康宣传。

普及相关知识，提高家长或抚养人的养育水平。

（2）孕期及哺乳期。

保证膳食营养，每日适量食用富含维生素 A 与 β - 胡萝卜素的食物，孕妇（中期和晚期）和乳母分别达到 770 μgRAE/d 和 1 300 μgRAE/d。

（3）婴幼儿。

①喂养指导。提倡母乳喂养，母乳不足或不能母乳喂养选择强化维生素 A 配方奶粉。每日适量食用富含维生素 A 与 β - 胡萝卜素的食物，如乳类、蛋类、动物内脏及深绿色与橙黄色蔬菜和水果等。动物肝脏不可每日食用，以防止维生素 A 过量或中毒。每日维生素 A 推荐摄入量见附录六。

②预防性补充。针对维生素 A 缺乏高发地区儿童，患有麻疹、腹泻等感染性疾病及慢性消耗性疾病儿童，预防性补充维生素 A。补充剂量：0～6 月龄婴儿一次性口服 5 万 IU；6～12 月龄婴儿一次性口服 10 万 IU；大于 12 月龄幼儿一次性口服 20 万 IU，每 4～6 个月 1 次，至血清维生素 A 维持正常，在此期间不再补充其他维生素 A 制剂，以防维生素 A 过量或中毒。

## （六）维生素 $B_1$ 缺乏症

维生素 $B_1$ 缺乏症又称脚气病，是由于机体缺乏维生素 $B_1$（硫胺素）所引起的。临床上以神经系统、心血管系统及消化系统功能异常为特点。根据年龄的不同分为成人脚气病和婴儿脚气病。

维生素 $B_1$ 属水溶性维生素，在体内以辅酶形式参与多种酶系统活动，尤其在碳水化合物氧化过程中起作用。维生素 $B_1$ 广泛存在于天然食物中，含量较为丰富的食物包括动物内脏、肉类、豆类、花生及粮谷类。粮谷类中维生素 $B_1$ 多储存于外皮和胚芽中，过分精制可使损失很多，烹调加碱可使损失增加。

**1. 病因**

（1）摄入不足。

膳食中维生素 $B_1$ 不足是较常见的原因。长期食用精白米、精白面，加工或烹调方法不当，如淘米过分、烹调加热时间过长、弃米汤蒸饭、煮粥加入苏打等都会造成维生素 $B_1$ 的损失及破坏。长期以大量碳水化合物为主食而缺乏肉食及豆制品的不合理膳食结构易导致维生素 $B_1$ 不足。多种慢性疾病如厌食、呕吐使维生素 $B_1$ 摄入减少。

（2）需求增加。

处于妊娠及哺乳期和疾病状态如甲状腺功能亢进、发热、感染等需要量均增加。应用抗生素、抗癌药、抗代谢药、磺胺药也可导致维生素 $B_1$ 缺乏。

（3）吸收或利用障碍。

慢性腹泻、肠道寄生虫、酗酒等可降低维生素 $B_1$ 在肠道的吸收；肝功能有损害时可干扰硫胺素在体内的利用。

**2. 表现**

婴儿期大多数起病急，病情危重，以神经症状为主者称为脑型；突发性力衰竭者称为心型。年长儿症状近似成人，以水肿和多发性神经炎为主。具体表现如下。

（1）消化道症状。

出现食欲不振、腹胀、呕吐、腹泻或便秘、绿色稀便等。

（2）神经系统症状。

早期表现为烦躁不安、哭闹、声音嘶哑以致失音，继而则神志淡漠、反应迟钝、呆视、嗜睡、眼睑下垂，全身肌张力低下致颈、背及四肢无力，腱反射由减弱到消失，严重时出现昏迷、抽搐，可致死亡。年长儿童的神经系统损害主要为多发性周围神经病变，出现感觉障碍、肌无力甚至肌肉萎缩。

（3）心血管系统症状。

常发生急性心功能不全，表现烦躁不安、呛咳、气促、面色苍白和唇指（趾）发绀，心音低钝、心率增快，可出现奔马律、心脏扩大等，心电图不正常。

**3. 治疗**

（1）去除病因。

治疗原发疾病或诱因。同时改善膳食营养。

（2）维生素 $B_1$ 治疗。

一般口服维生素 $B_1$。有胃肠道吸收障碍者维生素 $B_1$ 可肌内注射。同时治疗乳母。心型脚气病患儿必须尽速抢救。

（3）补充其他 B 族维生素。

维生素 $B_1$ 缺乏症常有其他 B 族维生素缺乏，除非有证据表明只有维生素 $B_1$ 单项缺乏，否则应同时补充维生素 B 复方制剂。

**4. 预防**

（1）健康宣传。

加强营养知识的普及和教育，使家长或抚养人合理选择、搭配、烹饪婴幼儿食物。

（2）孕期及哺乳期。

保证膳食营养，多食富含维生素 $B_1$ 的食物，孕中期、孕晚期和乳母分别达到 1.4 mg/d、1.5 mg/d 和 1.4 mg/d。

（3）婴幼儿。

①喂养指导。合理加工与烹饪，纠正不合理的加工与烹饪方法，如淘米次数过多、煮饭丢弃米汤、煮粥加碱等，以避免食物中硫胺素过多损失。及时添加辅食，注重膳食平衡，培养良好饮食习惯。婴儿应及时添加辅食。肉类、动物内脏、豆类、坚果类等富含维生素 $B_1$，应多选择食用。纠正儿童挑食等不良的饮食行为。每日维生素 $B_1$ 膳食推荐摄入量见附录七。

②重视疾病治疗。对患有慢性疾病如腹泻等及时治疗，并适当补充维生素 $B_1$。维生素 $B_1$ 在碱性溶液中容易分解破坏，当服用苯巴比妥钠、碳酸氢钠、枸橼酸钠等碱性药物时，不宜与维生素 $B_1$ 一同服用。

# （七）维生素 $B_2$ 缺乏症

维生素 $B_2$ 缺乏症是由于缺乏维生素 $B_2$（核黄素）所致。

维生素 $B_2$ 属水溶性维生素，在体内储存很少，膳食摄入不足 2~3 个月就会引起缺乏症。维生素 $B_2$ 缺乏可影响其他营养素的摄取和利用，常伴有其他营养素联合缺乏。维生素 B$_2$ 广泛存在于奶类、蛋类、肉类、谷物、绿叶蔬菜、水果和强化食品中。

**1. 病因**

（1）摄入不足。

膳食长期少食动物性蛋白质及新鲜蔬菜，食物加工与烹调不合理如淘米过度、蔬菜先切后浸泡等造成破坏与丢失过多均可导致摄入不足。

（2）吸收障碍。

慢性胃肠疾病如腹泻、反复呕吐等。

（3）需要增加。

如有灼伤、创伤、结核病或长期发热等情况，体内蛋白质消耗增多且核黄素需要量增加。

（4）医源性。

用光疗法治疗新生儿高胆红素时，因胆红素和核黄素可同时被降解，血浆中核黄素明显下降；肾功能衰竭血液透析时，核黄素和其他水溶性维生素丢失增加，两种情况如果不补充，易致缺乏。

**2. 表现**

主要表现为口腔、眼、皮肤的炎症反应。口腔症状为唇炎、口角炎和舌炎。唇炎早期为红肿，纵裂纹加深，后期出现干燥、皲裂及色素沉着，主要见于下唇；口角炎有口角湿白、裂痕、糜烂，甚至有出血、结痂和化脓。舌炎表现为舌疼痛、肿胀、地图舌等，典型舌呈紫红色。眼部症状为畏光、流泪、视物模糊等，严重出现角膜血管增生。皮肤主要是脂溢性皮炎，有的还有阴囊炎或阴唇炎。

维生素 B$_2$ 缺乏降低铁在肠道的吸收，可引起贫血。严重缺乏会引起免疫功能低下和胎儿畸形。

**3. 治疗**

（1）一般治疗。

积极查找病因，并改善膳食营养。

（2）补充维生素 B$_2$。

口服核黄素，症状大多于 2 周左右消失，见效缓慢时可肌内注射核黄素。

**4. 预防**

（1）健康宣传。

加强营养知识的普及和教育，使家长或抚养人合理调配婴幼儿膳食。

（2）孕期及哺乳期。

保证膳食营养，多食富含维生素 B$_2$ 的食物，孕中期、孕晚期和乳母分别达到 1.4 mg/d、1.5 mg/d 和 1.4 mg/d。

（3）婴幼儿喂养指导。

①平衡膳食。多食富含维生素 B$_2$ 的食物。相比较而言，动物性食物，特别是动物内脏、蛋类及奶类等含维生素 B$_2$ 较高。植物性食物中的绿叶蔬菜如菠菜、油菜等较其他蔬菜如黄瓜、茄子、马铃薯、竹笋等瓜茄类和根茎类高。每日维生素 B$_2$ 膳食推荐摄入量见附录七。

②合理加工与烹饪。改进加工与烹饪方法，如淘米过度、蔬菜先切后浸泡等，以最大限度保存食物中的营养素。

## （八）维生素 C 缺乏症

维生素 C 缺乏症是由于长期缺乏维生素 C（抗坏血酸）所引起的全身性疾病，临床上典型表现为牙龈肿胀、出血，皮肤瘀点、瘀斑，以及全身广泛出血。本病现在比较少见，但在缺少青菜、水果的北方牧区，或对人工喂养忽视辅食补充的城乡地区，特别在农村边远地区，仍有因喂养不当而致病的情况，以 6 月龄～2 岁的婴幼儿多见。

**1. 病因**

（1）摄入不足。

乳母膳食长期缺乏维生素 C，则母乳中含量不足；新鲜动物乳中维生素 C 的含量仅为母乳的 1/4，谷类中更少，如果以新鲜动物乳或面糊等人工喂养婴儿，长期不添加富含维生素 C 的新鲜蔬菜和水果，均容易发生缺乏症。

（2）需要增加。

婴幼儿，特别是早产儿生长发育旺盛，需要量增加。患感染或消耗性疾病、严重创伤等维生素C需要量都增加，若摄入不足可发生缺乏。

（3）吸收障碍。

长期消化功能紊乱可影响维生素C吸收。

**2. 表现**

（1）一般表现。

起病缓慢，缺乏维生素C 3～4个月出现症状。早期无非特异性症状，常有精神差、烦躁不安、食欲下降、体重减轻、面色苍白等表现。可伴腹泻、呕吐、低热、反复感染等。

（2）出血症状。

全身任何部位可出现大小不等和程度不同的出血，最常见为骨膜下出血及牙龈黏膜下出血；亦可有眼睑或结膜出血，眼睛呈青紫色，眼窝部骨膜下出血可使眼球突出。病程晚期，偶有胃肠道、泌尿道和脑膜出血，约1/3患儿的尿中出现红细胞，但肉眼很少见到血尿。

（3）骨骼症状。

常出现骨膜下出血及骨干骺端脱位，引起肿胀疼痛，导致假性瘫痪。多见于下肢，尤其是股骨远端及胫骨近端。患儿保持特殊体位：两腿外展、小腿内弯如蛙状，不愿移动，呈假性瘫痪。由于剧痛，深恐其腿被触动，见人走近，便发生恐惧而哭泣。

（4）其他。

年长儿有时表现为皮肤毛囊角化，婴儿常伴有巨幼红细胞贫血或缺铁性贫血。

**3. 治疗**

（1）维生素C治疗。

轻症口服维生素C。重症及有呕吐、腹泻或内脏出血症状者改静脉注射。

（2）对症治疗。

骨骼病变明显的患儿，应安静少动，以防止骨折和骨骺脱位。牙龈出血者应注意口腔清洁。

**4. 预防**

（1）孕期及哺乳期。

保证膳食营养，多食富含维生素 C 的食物，以保证胎儿和乳儿获得足够的维生素 C。孕妇和乳母分别达到 115mg/d 和 150mg/d。

（2）婴幼儿。

①喂养指导。母乳一般能满足婴儿对维生素 C 的需要，因此提倡母乳喂养。母乳不足或人工喂养，应选择配方奶。婴儿及时添加富含维生素 C 的新鲜蔬菜和水果，如油菜、菜花、草莓、柑橘、猕猴桃等。食物中的维生素 C 在烹调加热、遇碱等易氧化破坏，蔬菜应采取急火快炒、开汤下菜等烹饪方法，另外，现吃现做，避免反复加热，以最大限度保存蔬菜中的营养素。每日维生素 C 膳食推荐摄入量见附录七。

②维生素 C 补充。患有疾病如慢性腹泻，维生素 C 消耗较多时，可额外补充预防维生素 C 缺乏。

# （十）叶酸缺乏症

叶酸是一种水溶性 B 族维生素。其对蛋白质、核酸的合成及各种氨基酸的代谢有重要作用，是胎儿、新生儿及儿童健康生长发育不可缺少的营养素。叶酸缺乏对孕妇及胎儿危害最大。研究表明，孕妇如果缺乏叶酸，可能导致胎儿神经管异常如脊柱裂、无脑儿等；亦可使孕妇增加先兆子痫、胎盘早剥等风险。

**1. 病因**

（1）摄入不足。

常见营养不良、偏食、挑食或喂养不当的婴幼儿，膳食中的叶酸不足。叶酸不耐热，烹调加工损失率高达 50%～90%，烹调不当如食物加热时间过长或重复加热等都可使其破坏引起摄入不足。

（2）需要增加。

如感染、发热、甲亢、白血病、溶血性贫血、恶性肿瘤和血液透析时叶酸需要量增加，若不增加摄入量则引起缺乏。剥脱性皮肤病患者对叶酸需求量亦增加。

（3）吸收障碍。

某些先天性酶缺乏、慢性腹泻、维生素 C 及维生素 $B_{12}$ 缺乏等均影响叶酸吸收。

（4）药物干扰。

某些药物如甲氨蝶呤等可破坏叶酸的正常代谢，阻碍叶酸的吸收，可引起叶酸缺乏。

**2. 表现**

表现为乏力、头晕、精神萎靡、面色苍白，并可出现舌炎、食欲下降、腹胀、腹泻等消化系统症状。

**3. 治疗**

（1）去除病因。

针对病因进行治疗。同时调整饮食，添加富含叶酸的食物。

（2）叶酸治疗。

口服叶酸，连用数周至临床症状好转、血象恢复正常为止。维生素 C 能促进叶酸吸收，可同时服用以提高疗效。

**4. 预防**

（1）孕期。

保证膳食营养，多食富含叶酸的食物。

（2）婴幼儿喂养指导。

①平衡膳食。叶酸广泛存在于动植物性食品中，以动物肝脏、绿色蔬菜、豆类和酵母中含量较高。饮食应做到多种多样，合理搭配。

②合理加工与烹饪。含叶酸的植物很多，但由于天然叶酸极不稳定，易受阳光、加热的影响而发生氧化，因此应注意食物加工烹饪过程中营养素的保存，如制作蔬菜先洗后切、现时炒制；谷类淘米不宜用热水，浸泡时间不宜过长，不宜用力搓，不宜做捞饭等。

③纠正不良饮食习惯。对婴幼儿挑食等不良饮食习惯及时纠正。

# 三、饮食行为问题

一般认为，饮食行为问题包含四项内容：对食物不感兴趣；强烈偏爱某种食物；拒绝某种食物1个月以上；不愿尝试新食物。简单的理解就是大众普遍认知中的儿童偏食、挑食、厌食。我国流行病学调查结果显示，约35%的幼儿存在至少一种饮食行为问题，部分家长误以为这些是单纯由微量营养素缺乏所引起的，事实上，儿童饮食行为是心理发育的组成部分，饮食行为问题是一类十分复杂的生物心理社会疾病，存在各种形式，有时不易发现，较难治疗。因此，需充分了解影响饮食行为的因素，熟悉婴幼儿饮食行为问题的表现形式，并了解一定的干预要点，才能给予家长正确的指导，帮助家长解决在养育过程中遇到的问题。

## （一）影响因素

婴幼儿自身、喂养者和喂养环境三方面因素影响着饮食行为问题的发生。婴幼儿自身的发育是基础，喂养者的行为与情绪及家庭、社会的习惯风俗是培养婴幼儿饮食习惯的关键，以上三方面因素可分别或共同参与儿童饮食行为问题的发生过程。

**1. 婴幼儿自身因素**

（1）进食行为发育。

进食的过程需要以觅食、吸吮、吞咽、咀嚼、口咽动作协调等功能发育为基础，需要味觉、嗅觉、触觉、温度觉等感知觉共同参与反馈，因此，正常的神经系统发育是保证正常饮食行为发育的基础，发育迟缓的儿童往往伴有饮食行为问题。

（2）口腔感觉运动功能。

口腔感觉运动功能障碍主要表现为口腔敏感性异常和口腔运动不协调，是导致婴幼儿喂养困难的主要原因。口腔敏感性高的婴幼儿常表现出拒绝、逃避某些特定质地、口味、形状的食物，口腔运动不协调表现为吞咽困难、拒绝困难、进食时吸吮吞咽呼吸失协调易呛咳，因而拒绝进食。

（3）气质类型。

气质是人与生俱来的心理特征，在进食行为方面体现为婴幼儿对新的食物或喂养方式的接受程度不同。近半数婴幼儿表现为高度适应，部分表现为胆怯、退缩，部分适应缓慢，还有一部分为中间类型。如喂养人不能理解不同气质婴幼儿接受哺喂时行为反应的不同，则易导致饮食行为问题。

（4）精神心理因素。

依恋关系及自主性、独立性的发展与饮食行为密切相关，如未能建立安全的依恋关系或喂养人错误干扰婴幼儿自主感和个性化发展，可引起某些心理障碍，引发各种饮食行为问题。

（5）器质性疾病。

消化系统疾病如先天性消化道畸形、食管反流等，以及全身性疾病如内分泌疾病、代谢性疾病等可直接影响食物的摄取、消化、吸收、利用和贮存，是引起婴幼儿喂养困难的常见因素，也是重要的危险因素。孤独症患儿、早产儿、低出生体重儿也易出现饮食行为问题。

**2. 喂养者因素**

（1）喂养知识和行为。

因婴幼儿摄食能力不足，表达进食需求的方式单一不易分辨，缺乏对食物选择辨别的能力，在喂养过程中处于相对被动的位置，喂养者的喂养知识和喂养习惯可直接影响婴幼儿喂养结局。

（2）性格和精神因素。

一些饮食行为问题是由于喂养者和婴幼儿之间缺乏合理有效沟通、互动所致。喂养人对婴幼儿的过度关注、对其情绪及情感需求的错误理解，常干扰婴幼儿正常饥饿饱足循环的建立，导致其对进食不感兴趣。某些喂养人沮丧、焦急、紧张的情绪，以及对易哭闹、不易安抚、规律性差、情绪消极婴幼儿的束手无策，都会加剧婴幼儿饮食行为问题。

**3. 喂养环境因素**

儿童饮食行为的形成受家庭饮食习惯影响，同时反映了社会饮食传统及习俗。不当的喂养地点、不良的进食氛围及喂养环境中不利于进食的消极因素都会导致饮食行为问题的发生。

## （二）常见表现

婴幼儿饮食行为问题的常见表现大体上可分为六个方面，即胃口差、对某种食物偏好、不良进食习惯、父母过度关心、害怕进食、潜在疾病状态，具体表现如下。

**1. 胃口差**

对食物没兴趣并且很少有饥饿的表现；对游戏或与人交流很感兴趣；经常只吃几口饭，就拒绝再吃；到了用餐时间，经常想离开餐桌。

**2. 对某种食物偏好**

因为气味、口味、外观、质地的原因，拒绝很多食物；只吃有限的几种喜欢的食物；很不情愿尝试新食物。

**3. 不良进食习惯**

进食分心（进食过程中看电视、玩玩具或讲故事，不能专注于进食）；大人追逐进食；进食时间过长，每餐超过半小时；饭菜含在嘴里不下咽。

**4. 父母过度关心**

孩子有饥饿感，对食物也有兴趣，但是我认为孩子吃得不够多；经常不能吃完家长提供的饭菜。

**5. 害怕进食**

似乎很害怕、强烈抗拒吃任何固体食物；当准备用餐或餐具和食物出现时会害怕。

**6. 潜在疾病状态**

胃口一直不好，还伴有频繁的呕吐、腹泻等症状；怀疑或确诊患有其他疾病。

## （三）干预方法

6月龄到6岁是饮食行为问题的高发年龄，如发现婴幼儿存在上述任何一种表现时均考虑存在饮食行为问题。对于存在饮食行为问题的儿童，特别是伴有体格发育落后，存在频繁、呕吐等潜在疾病表现，或存在害怕进食、出现严重食物偏好的儿童，首先应指导其于专科就诊，排查影响进食的器质性疾病、口腔感觉运动功能障碍及精神障碍。对于非以上特殊原因导致的儿童饮食行为问题，或器质性疾病治愈之后喂养困难仍持续存在，应根据儿童的表现的症状，有针对性地指导并协助喂养人进行干预，具体干预方法见表4-4。

表 4-4　婴幼儿饮食行为问题干预方法

| 表现类型 | 干预方法 |
|---|---|
| 胃口差 | • 固定进餐地点，不允许走来走去<br>• 减少进餐过程中的干扰<br>• 注意食物色、香、味、形搭配，促进宝宝的食欲。幼儿好奇心强，喜欢吃花样多变和色彩鲜艳的食物，味觉敏感，对食物的滋味和冷热很敏感<br>• 两餐之间不吃零食，只提供水<br>• 只要儿童的进食量比原来多，就要及时表扬鼓励，使儿童良好的进食行为得到强化<br>• 定期测量体重身长（身高）<br>• 对生长迟缓者建议膳食调查营养素测量和应用生长曲线图 |
| 对食物特别偏好 | • 不完全剥夺偏爱的食物，但适量减少<br>• 从宝宝能接受的食物开始逐渐由少至多加入不喜欢的食物，但是不要强迫<br>• 幼儿生性模仿性强，进餐时易受周围人对食物态度的影响，家长应树立良好的榜样，不挑食偏食<br>• 儿童开始进食之前不喜欢的食物，立即给予表扬和鼓励，强化其良好的进食行为 |
| 不良进食习惯 | • 鼓励儿童自己进食，允许与年龄相符的进食狼藉<br>• 规定进食时间，20~30 分钟<br>• 家长树立良好的榜样，进食时不做其他事情<br>• 增加活动量，若宝宝原来有一定的活动量，可以适当增加活动强度，使其产生饥饿感<br>• 不良进食习惯只要有所改善，立即给予鼓励和表扬 |
| 父母过度担心 | • 定期监测身高和体重，身高和体重只要在正常范围不必太担心<br>• 指导家长对生长和营养有适当的期望值<br>• 不要与其他儿童攀比进食量，允许个体差异<br>• 记录儿童每次进食品种和数量，与医生讨论 |

续表

| 表现类型 | 干预方法 |
| --- | --- |
| 害怕进食 | • 不强迫进食，减少宝宝对食物的害怕<br>• 对新的食物要尝试 10～15 次<br>• 提供儿童喜欢的餐具替代当前的餐具<br>• 不在进餐中批评或指责儿童，提供一个良好的进餐环境，让宝宝快乐进餐<br>• 增加每天的运动量和运动强度，使儿童容易产生饥饿感 |

拓 展 阅 读

## 异食癖的病因及治疗

异食癖指儿童持续性地食用通常不可作为食物的非营养性物质，如泥土、污物、沙石、纸、毛发、树叶等，这些行为与儿童的发育水平不相当，也不符合病儿所处的文化背景，是一种特殊的进食行为障碍，多发生于6岁以内的儿童，随年龄增长患病率明显下降。

异食癖的病因目前尚不明确，可能是由躯体因素、发育因素、家庭及社会心理学因素、文化因素、社会经济因素等单独或共同作用导致的。研究显示铁、锌、硒等营养素缺乏，以及贫血、肠道寄生虫病等疾病与异食癖的发生有一定相关性，但这并不能解释多数病例。另有研究显示母爱剥夺、儿童忽视和虐待、亲子关系不良、瓦解性的家庭结构与异食癖明显相关。

由于患儿食用不可食用的物质，因此可出现一些躯体并发症，包括食欲减退、乏力、呕吐、腹泻、便秘、营养不良，以及贫血、消化道损伤或穿孔、寄生虫感染和铅中毒等。部分患儿可能存在发育障碍，还可伴有一些情绪和行为障碍。

异食癖的治疗强调综合治疗。对于存在营养素缺乏、贫血、肠道寄生虫病的患儿，积极治疗原发病对缓解异食癖可能有所帮助。同时需结合父母教育、环境调整及心理治疗，消除社会心理因素、家庭因素等对患儿的负性影响，改善症状，必要时尝试药物治疗。

## ◎ 本章小结 ◎

　　婴幼儿期是营养性疾病及饮食行为问题高发时期，尽管随着社会经济发展和卫生保健水平的提高，我国儿童营养状态已显著改善，但营养性疾病仍不少见，提示对儿童营养和饮食行为问题应更加重视。本章就儿童营养状况的基本评估方法、儿童常见营养相关性疾病及常见饮食行为问题进行简要介绍，有利于实现疾病早发现早干预，保障婴幼儿健康成长。

## ◎ 常见问题解答 ◎

　　问题1　婴幼儿是否需要额外补充复合维生素、钙、锌等制剂以满足其营养需求？

　　解答　天然食物除含维生素D较少外，含有人体所需的各类营养素。既往研究显示，当儿童通过平衡膳食摄取的蛋白质、能量充足时，摄入的维生素和矿物质也可基本满足儿童需要，提示平衡膳食含有除维生素D外所有儿童生长发育所需维生素和矿物质，不需另外补充。

　　由于维生素D难以从天然食物中获取，因而需强调维生素D的补充。既往多推荐增加阳光照射为预防维生素D缺乏的有效措施，但鉴于我国婴幼儿室外活动普遍较少，且存在大气污染、高层建筑物遮挡阻碍阳光照射等因素的限制，阳光照射可能不是婴幼儿获得维生素D最可靠的途径。此外，阳光照射可能存在晒伤和皮肤癌等近远期风险，国外多个指南建议避免强烈日晒，并推荐婴幼儿使用防晒霜，此与增加阳光照射促进皮肤中维生素D合成存在矛盾。目前普遍认为，儿童通过补充制剂补充维生素D是预防维生素D缺乏最方便有效的措施，推荐补充剂量为10～20μg（400～800 IU）/d。

　　另外需注意，我国儿童既往由于缺乏饮奶习惯，钙摄入量普遍偏低，对于快速生长发育的儿童，应鼓励多饮奶，结合多样化饮食，即可保证婴幼儿钙摄入量达到适宜水平，如因过敏等原因无法摄入足量奶制品则需额外补充钙剂以满足营养需求。

问题2　婴幼儿服用维生素会引起中毒吗？

解答　若某种维生素在体内过量蓄积，即可发生维生素中毒。一般情况下，水溶性维生素（如 B 族维生素、维生素 C 等）可及时随尿液排出，不会在体内蓄积，而脂溶性维生素（如维生素 A、维生素 D 等）不同于水溶性维生素，如摄入过量可在体内大量贮存，引起中毒。

婴幼儿发生维生素 A 或维生素 D 中毒多因意外服用大量维生素 AD 制剂引起。短期内超大剂量摄入维生素 A［婴幼儿一次摄入维生素 A 100 000μg（30万 IU）以上］，或长期过量摄入维生素 A、维生素 D［婴幼儿每天摄入维生素 A 15 000～30 000μg（5 万 ～10 万 IU），持续 6 个月；每天摄入维生素 D 500～1 250μg（2 万 ～5 万 IU）或 50μg/kg（2 000 IU/kg），持续数周或数月］即可造成相应维生素急慢性中毒。

因此，在应用维生素 AD 制剂时应认识到维生素过量的危害，严格掌握制剂的剂量，避免含相同成分的不同制剂重复使用，治疗维生素 A 缺乏或维生素 D 缺乏性佝偻病时尽量避免大剂量突击治疗。一旦怀疑发生维生素 A 或维生素 D 中毒应立即停服维生素 AD 制剂，并及时就医。

但也不应因顾虑维生素 A 或维生素 D 中毒而抵触维生素 AD 制剂，如每日维生素 A 或维生素 D 摄入量低于可耐受最高摄入量则不存在发生维生素中毒的风险。

# 附　录

# 附录一

## 中国 0~3 岁男童身长、体重百分位曲线图

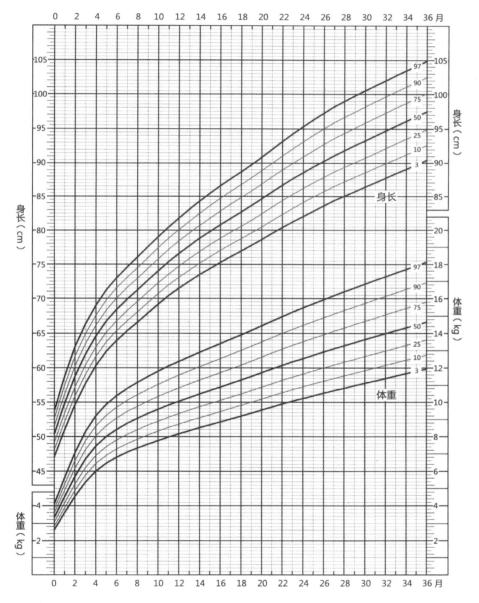

注：根据 2005 年九市儿童体格发育调查数据研究制定。

首都儿科研究所生长发育研究室制作。

参考文献：李辉：《中国 0~18 岁儿童青少年生长图表》，上海，第二军医大学出版社，2009。

# 中国 0~3 岁女童身长、体重百分位曲线图

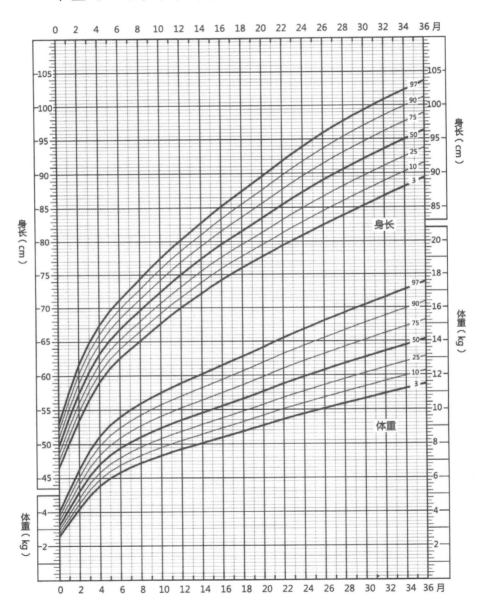

注：根据 2005 年九市儿童体格发育调查数据研究制定。

首都儿科研究所生长发育研究室制作。

参考文献：李辉：《中国 0~18 岁儿童青少年生长图表》，上海，第二军医大学出版社，2009。

# 附录二

## 中国 0~3 岁男童身长、体重标准差单位曲线图

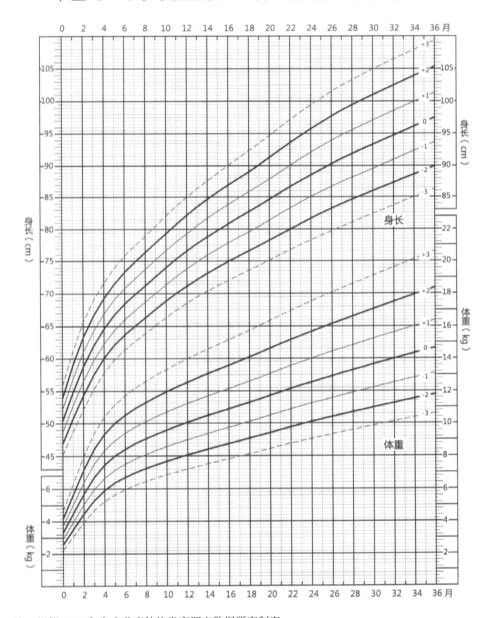

注：根据 2005 年九市儿童体格发育调查数据研究制定。

首都儿科研究所生长发育研究室制作。

参考文献：李辉：《中国 0~18 岁儿童青少年生长图表》，上海，第二军医大学出版社，2009。

# 中国 0~3 岁女童身长、体重标准差单位曲线图

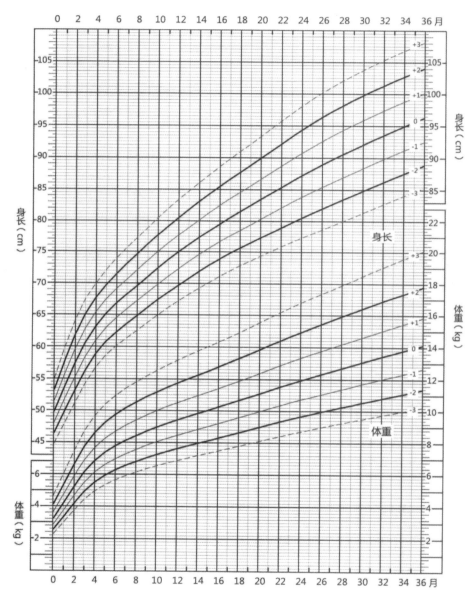

注：根据 2005 年九市儿童体格发育调查数据研究制定。

首都儿科研究所生长发育研究室制作。

参考文献：李辉：《中国 0~18 岁儿童青少年生长图表》，上海，第二军医大学出版社，2009。

# 附录三

## 0~18 岁儿童青少年身高、体重百分位数值表（男）

| 年龄 | 3rd 身高(cm) | 体重(kg) | 10th 身高(cm) | 体重(kg) | 25th 身高(cm) | 体重(kg) | 50th 身高(cm) | 体重(kg) | 75th 身高(cm) | 体重(kg) | 90th 身高(cm) | 体重(kg) | 97th 身高(cm) | 体重(kg) |
|---|---|---|---|---|---|---|---|---|---|---|---|---|---|---|
| 出生 | 47.1 | 2.62 | 48.1 | 2.83 | 49.2 | 3.06 | 50.4 | 3.32 | 51.6 | 3.59 | 52.7 | 3.85 | 53.8 | 4.12 |
| 2月 | 54.6 | 4.53 | 55.9 | 4.88 | 57.2 | 5.25 | 58.7 | 5.68 | 60.3 | 6.15 | 61.7 | 6.59 | 63.0 | 7.05 |
| 4月 | 60.3 | 5.99 | 61.7 | 6.43 | 63.0 | 6.90 | 64.6 | 7.45 | 66.2 | 8.04 | 67.6 | 8.61 | 69.0 | 9.20 |
| 6月 | 64.0 | 6.80 | 65.4 | 7.28 | 66.8 | 7.80 | 68.4 | 8.41 | 70.0 | 9.07 | 71.5 | 9.70 | 73.0 | 10.37 |
| 9月 | 67.9 | 7.56 | 69.4 | 8.09 | 70.9 | 8.66 | 72.6 | 9.33 | 74.4 | 10.06 | 75.9 | 10.75 | 77.5 | 11.49 |
| 12月 | 71.5 | 8.16 | 73.1 | 8.72 | 74.7 | 9.33 | 76.5 | 10.05 | 78.4 | 10.83 | 80.1 | 11.58 | 81.8 | 12.37 |
| 15月 | 74.4 | 8.68 | 76.1 | 9.27 | 77.8 | 9.91 | 79.8 | 10.68 | 81.8 | 11.51 | 83.6 | 12.30 | 85.4 | 13.15 |
| 18月 | 76.9 | 9.19 | 78.7 | 9.81 | 80.6 | 10.48 | 82.7 | 11.29 | 84.8 | 12.16 | 86.7 | 13.01 | 88.7 | 13.90 |
| 21月 | 79.5 | 9.71 | 81.4 | 10.37 | 83.4 | 11.08 | 85.6 | 11.93 | 87.9 | 12.86 | 90.0 | 13.75 | 92.0 | 14.70 |
| 2岁 | 82.1 | 10.22 | 84.1 | 10.90 | 86.2 | 11.65 | 88.5 | 12.54 | 90.9 | 13.51 | 93.1 | 14.46 | 95.3 | 15.46 |
| 2.5岁 | 86.4 | 11.11 | 88.6 | 11.85 | 90.8 | 12.66 | 93.3 | 13.64 | 95.9 | 14.70 | 98.2 | 15.73 | 100.5 | 16.83 |
| 3岁 | 89.7 | 11.94 | 91.9 | 12.74 | 94.2 | 13.61 | 96.8 | 14.65 | 99.4 | 15.80 | 101.8 | 16.92 | 104.1 | 18.12 |
| 3.5岁 | 93.4 | 12.73 | 95.7 | 13.58 | 98.0 | 14.51 | 100.6 | 15.63 | 103.2 | 16.86 | 105.7 | 18.08 | 108.1 | 19.38 |
| 4岁 | 96.7 | 13.52 | 99.1 | 14.43 | 101.4 | 15.43 | 104.1 | 16.64 | 106.9 | 17.98 | 109.3 | 19.29 | 111.8 | 20.71 |
| 4.5岁 | 100.0 | 14.37 | 102.4 | 15.35 | 104.9 | 16.43 | 107.7 | 17.75 | 110.5 | 19.22 | 113.1 | 20.67 | 115.7 | 22.24 |
| 5岁 | 103.3 | 15.26 | 105.8 | 16.33 | 108.4 | 17.52 | 111.3 | 18.98 | 114.2 | 20.61 | 116.9 | 22.23 | 119.6 | 24.00 |
| 5.5岁 | 106.4 | 16.09 | 109.0 | 17.26 | 111.7 | 18.56 | 114.7 | 20.18 | 117.7 | 21.98 | 120.5 | 23.81 | 123.3 | 25.81 |
| 6岁 | 109.1 | 16.80 | 111.8 | 18.06 | 114.6 | 19.49 | 117.7 | 21.26 | 120.9 | 23.26 | 123.7 | 25.29 | 126.6 | 27.55 |
| 6.5岁 | 111.7 | 17.53 | 114.5 | 18.92 | 117.4 | 20.49 | 120.7 | 22.45 | 123.9 | 24.70 | 126.9 | 27.00 | 129.9 | 29.57 |
| 7岁 | 114.6 | 18.48 | 117.6 | 20.04 | 120.6 | 21.81 | 124.0 | 24.06 | 127.4 | 26.66 | 130.5 | 29.35 | 133.7 | 32.41 |
| 7.5岁 | 117.4 | 19.43 | 120.5 | 21.17 | 123.6 | 23.16 | 127.1 | 25.72 | 130.7 | 28.70 | 133.9 | 31.84 | 137.2 | 35.45 |
| 8岁 | 119.9 | 20.32 | 123.1 | 22.24 | 126.3 | 24.46 | 130.0 | 27.33 | 133.7 | 30.71 | 137.1 | 34.31 | 140.4 | 38.49 |
| 8.5岁 | 122.3 | 21.18 | 125.6 | 23.28 | 129.0 | 25.73 | 132.7 | 28.91 | 136.6 | 32.69 | 140.1 | 36.74 | 143.6 | 41.49 |
| 9岁 | 124.6 | 22.04 | 128.0 | 24.31 | 131.4 | 26.98 | 135.4 | 30.46 | 139.3 | 34.61 | 142.9 | 39.08 | 146.5 | 44.35 |
| 9.5岁 | 126.7 | 22.95 | 130.3 | 25.42 | 133.9 | 28.31 | 137.9 | 32.09 | 142.0 | 36.61 | 145.7 | 41.49 | 149.4 | 47.24 |
| 10岁 | 128.7 | 23.89 | 132.3 | 26.55 | 136.0 | 29.66 | 140.2 | 33.74 | 144.4 | 38.61 | 148.2 | 43.85 | 152.0 | 50.01 |
| 10.5岁 | 130.7 | 24.96 | 134.5 | 27.83 | 138.3 | 31.20 | 142.6 | 35.58 | 147.0 | 40.81 | 150.9 | 46.40 | 154.9 | 52.93 |
| 11岁 | 132.9 | 26.21 | 136.8 | 29.33 | 140.8 | 32.97 | 145.3 | 37.69 | 149.9 | 43.27 | 154.0 | 49.20 | 158.1 | 56.07 |
| 11.5岁 | 135.3 | 27.59 | 139.5 | 30.97 | 143.7 | 34.91 | 148.4 | 39.98 | 153.1 | 45.94 | 157.4 | 52.21 | 161.7 | 59.40 |
| 12岁 | 138.1 | 29.09 | 142.5 | 32.77 | 147.0 | 37.03 | 151.9 | 42.49 | 157.0 | 48.86 | 161.5 | 55.50 | 166.0 | 63.04 |
| 12.5岁 | 141.1 | 30.74 | 145.7 | 34.71 | 150.4 | 39.29 | 155.6 | 45.13 | 160.8 | 51.89 | 165.5 | 58.90 | 170.2 | 66.81 |
| 13岁 | 145.0 | 32.82 | 149.6 | 37.04 | 154.3 | 41.90 | 159.5 | 48.08 | 164.8 | 55.21 | 169.5 | 62.57 | 174.2 | 70.83 |
| 13.5岁 | 148.8 | 35.03 | 153.3 | 39.42 | 157.9 | 44.45 | 163.0 | 50.85 | 168.1 | 58.21 | 172.7 | 65.80 | 177.2 | 74.33 |
| 14岁 | 152.3 | 37.36 | 156.7 | 41.80 | 161.0 | 46.90 | 165.9 | 53.37 | 170.7 | 60.83 | 175.1 | 68.53 | 179.4 | 77.20 |
| 14.5岁 | 155.3 | 39.53 | 159.4 | 43.94 | 163.6 | 49.00 | 168.2 | 55.43 | 172.8 | 62.86 | 176.9 | 70.55 | 181.0 | 79.24 |
| 15岁 | 157.5 | 41.43 | 161.4 | 45.77 | 165.4 | 50.75 | 169.8 | 57.08 | 174.2 | 64.40 | 178.2 | 72.00 | 182.0 | 80.60 |
| 15.5岁 | 159.1 | 43.05 | 162.9 | 47.31 | 166.7 | 52.19 | 171.0 | 58.39 | 175.2 | 65.57 | 179.1 | 73.03 | 182.8 | 81.49 |
| 16岁 | 159.9 | 44.28 | 163.6 | 48.47 | 167.4 | 53.26 | 171.6 | 59.35 | 175.8 | 66.40 | 179.5 | 73.73 | 183.2 | 82.05 |
| 16.5岁 | 160.5 | 45.30 | 164.2 | 49.42 | 167.9 | 54.13 | 172.1 | 60.12 | 176.2 | 67.05 | 179.9 | 74.25 | 183.5 | 82.44 |
| 17岁 | 160.9 | 46.04 | 164.5 | 50.11 | 168.2 | 54.77 | 172.3 | 60.68 | 176.4 | 67.51 | 180.1 | 74.62 | 183.7 | 82.70 |
| 18岁 | 161.3 | 47.01 | 164.9 | 51.02 | 168.6 | 55.60 | 172.7 | 61.40 | 176.7 | 68.11 | 180.4 | 75.08 | 183.9 | 83.00 |

注：①根据 2005 年九市儿童体格发育调查数据研究制定；②3 岁以前为身长。

　　首都儿科研究所生长发育研究室制作。

参考文献：李辉《中国 0~18 岁儿童青少年生长图表》，上海，第二军医大学出版社，2009。

## 0～18 岁儿童青少年身高、体重百分位数值表（女）

| 年龄 | 3rd 身高(cm) | 3rd 体重(kg) | 10th 身高(cm) | 10th 体重(kg) | 25th 身高(cm) | 25th 体重(kg) | 50th 身高(cm) | 50th 体重(kg) | 75th 身高(cm) | 75th 体重(kg) | 90th 身高(cm) | 90th 体重(kg) | 97th 身高(cm) | 97th 体重(kg) |
|---|---|---|---|---|---|---|---|---|---|---|---|---|---|---|
| 出生 | 46.6 | 2.57 | 47.5 | 2.76 | 48.6 | 2.96 | 49.7 | 3.21 | 50.9 | 3.49 | 51.9 | 3.75 | 53.0 | 4.04 |
| 2月 | 53.4 | 4.21 | 54.7 | 4.50 | 56.0 | 4.82 | 57.4 | 5.21 | 58.9 | 5.64 | 60.2 | 6.06 | 61.6 | 6.51 |
| 4月 | 59.1 | 5.55 | 60.3 | 5.93 | 61.7 | 6.34 | 63.1 | 6.83 | 64.6 | 7.37 | 66.0 | 7.90 | 67.4 | 8.47 |
| 6月 | 62.5 | 6.34 | 63.9 | 6.76 | 65.2 | 7.21 | 66.8 | 7.77 | 68.4 | 8.37 | 69.8 | 8.96 | 71.2 | 9.59 |
| 9月 | 66.4 | 7.11 | 67.8 | 7.58 | 69.3 | 8.08 | 71.0 | 8.69 | 72.8 | 9.36 | 74.3 | 10.01 | 75.9 | 10.71 |
| 12月 | 70.0 | 7.70 | 71.6 | 8.20 | 73.2 | 8.74 | 75.0 | 9.40 | 76.8 | 10.12 | 78.5 | 10.82 | 80.2 | 11.57 |
| 15月 | 73.2 | 8.22 | 74.9 | 8.75 | 76.6 | 9.33 | 78.5 | 10.02 | 80.4 | 10.79 | 82.2 | 11.53 | 84.0 | 12.33 |
| 18月 | 76.0 | 8.73 | 77.7 | 9.29 | 79.5 | 9.91 | 81.5 | 10.65 | 83.6 | 11.46 | 85.5 | 12.25 | 87.4 | 13.11 |
| 21月 | 78.5 | 9.26 | 80.4 | 9.86 | 82.3 | 10.51 | 84.4 | 11.30 | 86.6 | 12.17 | 88.6 | 13.01 | 90.7 | 13.93 |
| 2岁 | 80.9 | 9.76 | 82.9 | 10.39 | 84.9 | 11.08 | 87.2 | 11.92 | 89.6 | 12.84 | 91.7 | 13.74 | 93.9 | 14.71 |
| 2.5岁 | 85.2 | 10.65 | 87.4 | 11.35 | 89.6 | 12.12 | 92.1 | 13.05 | 94.6 | 14.07 | 97.0 | 15.08 | 99.3 | 16.16 |
| 3岁 | 88.6 | 11.50 | 90.8 | 12.27 | 93.1 | 13.11 | 95.6 | 14.13 | 98.2 | 15.25 | 100.5 | 16.36 | 102.9 | 17.55 |
| 3.5岁 | 92.4 | 12.32 | 94.6 | 13.14 | 96.8 | 14.05 | 99.4 | 15.16 | 102.0 | 16.38 | 104.4 | 17.59 | 106.8 | 18.89 |
| 4岁 | 95.8 | 13.10 | 98.1 | 13.99 | 100.4 | 14.97 | 103.1 | 16.17 | 105.7 | 17.50 | 108.2 | 18.81 | 110.6 | 20.24 |
| 4.5岁 | 99.2 | 13.89 | 101.5 | 14.85 | 104.0 | 15.92 | 106.7 | 17.22 | 109.5 | 18.66 | 112.1 | 20.10 | 114.7 | 21.67 |
| 5岁 | 102.3 | 14.64 | 104.8 | 15.68 | 107.3 | 16.84 | 110.2 | 18.26 | 113.1 | 19.83 | 115.7 | 21.41 | 118.4 | 23.14 |
| 5.5岁 | 105.4 | 15.39 | 108.0 | 16.52 | 110.6 | 17.78 | 113.5 | 19.33 | 116.5 | 21.06 | 119.3 | 22.81 | 122.0 | 24.72 |
| 6岁 | 108.1 | 16.10 | 110.8 | 17.32 | 113.5 | 18.68 | 116.6 | 20.37 | 119.7 | 22.27 | 122.5 | 24.19 | 125.4 | 26.30 |
| 6.5岁 | 110.6 | 16.80 | 113.4 | 18.12 | 116.2 | 19.60 | 119.4 | 21.44 | 122.7 | 23.51 | 125.6 | 25.62 | 128.6 | 27.96 |
| 7岁 | 113.3 | 17.58 | 116.2 | 19.01 | 119.2 | 20.62 | 122.5 | 22.64 | 125.9 | 24.94 | 129.0 | 27.28 | 132.1 | 29.89 |
| 7.5岁 | 116.0 | 18.39 | 119.0 | 19.95 | 122.1 | 21.71 | 125.6 | 23.93 | 129.1 | 26.48 | 132.3 | 29.08 | 135.5 | 32.01 |
| 8岁 | 118.5 | 19.20 | 121.6 | 20.89 | 124.9 | 22.81 | 128.5 | 25.25 | 132.1 | 28.05 | 135.4 | 30.95 | 138.7 | 34.23 |
| 8.5岁 | 121.0 | 20.05 | 124.2 | 21.88 | 127.6 | 23.99 | 131.3 | 26.67 | 135.1 | 29.77 | 138.5 | 33.00 | 141.9 | 36.69 |
| 9岁 | 123.3 | 20.93 | 126.7 | 22.93 | 130.2 | 25.23 | 134.1 | 28.19 | 138.0 | 31.63 | 141.6 | 35.26 | 145.1 | 39.41 |
| 9.5岁 | 125.7 | 21.89 | 129.3 | 24.08 | 132.9 | 26.61 | 137.0 | 29.87 | 141.1 | 33.72 | 144.8 | 37.79 | 148.5 | 42.51 |
| 10岁 | 128.3 | 22.98 | 132.1 | 25.36 | 135.9 | 28.15 | 140.1 | 31.76 | 144.4 | 36.05 | 148.2 | 40.63 | 152.0 | 45.97 |
| 10.5岁 | 131.1 | 24.22 | 135.0 | 26.80 | 138.9 | 29.84 | 143.3 | 33.80 | 147.7 | 38.53 | 151.6 | 43.61 | 155.6 | 49.59 |
| 11岁 | 134.2 | 25.74 | 138.2 | 28.53 | 142.2 | 31.81 | 146.6 | 36.10 | 151.1 | 41.24 | 155.2 | 46.78 | 159.2 | 53.33 |
| 11.5岁 | 137.2 | 27.43 | 141.2 | 30.39 | 145.2 | 33.86 | 149.7 | 38.40 | 154.1 | 43.85 | 158.2 | 49.73 | 162.1 | 56.67 |
| 12岁 | 140.2 | 29.33 | 144.1 | 32.42 | 148.0 | 36.04 | 152.4 | 40.77 | 156.7 | 46.42 | 160.7 | 52.49 | 164.5 | 59.64 |
| 12.5岁 | 142.9 | 31.22 | 146.6 | 34.39 | 150.4 | 38.09 | 154.6 | 42.89 | 158.8 | 48.60 | 162.6 | 54.71 | 166.3 | 61.86 |
| 13岁 | 145.0 | 33.09 | 148.6 | 36.29 | 152.2 | 40.00 | 156.3 | 44.79 | 160.3 | 50.45 | 164.0 | 56.46 | 167.6 | 63.45 |
| 13.5岁 | 146.7 | 34.82 | 150.2 | 38.01 | 153.7 | 41.69 | 157.6 | 46.42 | 161.6 | 51.97 | 165.1 | 57.81 | 168.6 | 64.55 |
| 14岁 | 147.9 | 36.38 | 151.3 | 39.55 | 154.8 | 43.19 | 158.6 | 47.83 | 162.4 | 53.23 | 165.9 | 58.88 | 169.3 | 65.36 |
| 14.5岁 | 148.9 | 37.71 | 152.2 | 40.84 | 155.6 | 44.43 | 159.4 | 48.97 | 163.1 | 54.23 | 166.5 | 59.70 | 169.8 | 65.93 |
| 15岁 | 149.5 | 38.73 | 152.8 | 41.89 | 156.1 | 45.36 | 159.9 | 49.82 | 163.5 | 54.96 | 166.8 | 60.28 | 170.1 | 66.30 |
| 15.5岁 | 149.9 | 39.51 | 153.1 | 42.58 | 156.5 | 46.06 | 160.1 | 50.45 | 163.7 | 55.49 | 167.1 | 60.69 | 170.3 | 66.55 |
| 16岁 | 149.8 | 39.96 | 153.1 | 43.01 | 156.4 | 46.47 | 160.1 | 50.81 | 163.7 | 55.79 | 167.1 | 60.91 | 170.3 | 66.69 |
| 16.5岁 | 149.9 | 40.29 | 153.2 | 43.32 | 156.5 | 46.76 | 160.2 | 51.07 | 163.8 | 56.01 | 167.1 | 61.07 | 170.4 | 66.78 |
| 17岁 | 150.1 | 40.44 | 153.4 | 43.47 | 156.7 | 46.90 | 160.3 | 51.20 | 164.0 | 56.11 | 167.3 | 61.15 | 170.5 | 66.82 |
| 18岁 | 150.4 | 40.71 | 153.7 | 43.73 | 157.0 | 47.14 | 160.6 | 51.41 | 164.2 | 56.28 | 167.5 | 61.28 | 170.7 | 66.89 |

注：①根据 2005 年九市儿童体格发育调查数据研究制定；②3 岁以前为身长。

首都儿科研究所生长发育研究室制作。

参考文献：李辉：《中国 0～18 岁儿童青少年生长图表》，上海，第二军医大学出版社，2009。

## 0～18 岁儿童青少年身高、体重标准差单位数值表（男）

| 年龄 | -3SD 身高(cm) / 体重(kg) | -2SD 身高(cm) / 体重(kg) | -1SD 身高(cm) / 体重(kg) | 中位数 身高(cm) / 体重(kg) | +1SD 身高(cm) / 体重(kg) | +2SD 身高(cm) / 体重(kg) | +3SD 身高(cm) / 体重(kg) |
|---|---|---|---|---|---|---|---|
| 出生 | 45.2 / 2.26 | 46.9 / 2.58 | 48.6 / 2.93 | 50.4 / 3.32 | 52.2 / 3.73 | 54.0 / 4.18 | 55.8 / 4.66 |
| 2月 | 52.2 / 3.94 | 54.3 / 4.47 | 56.5 / 5.05 | 58.7 / 5.68 | 61.0 / 6.38 | 63.3 / 7.14 | 65.7 / 7.97 |
| 4月 | 57.9 / 5.25 | 60.1 / 5.91 | 62.3 / 6.64 | 64.6 / 7.45 | 66.9 / 8.34 | 69.3 / 9.32 | 71.7 / 10.39 |
| 6月 | 61.4 / 5.97 | 63.7 / 6.70 | 66.0 / 7.51 | 68.4 / 8.41 | 70.8 / 9.41 | 73.3 / 10.50 | 75.8 / 11.72 |
| 9月 | 65.2 / 6.67 | 67.6 / 7.46 | 70.1 / 8.35 | 72.6 / 9.33 | 75.2 / 10.42 | 77.8 / 11.64 | 80.5 / 12.99 |
| 12月 | 68.6 / 7.21 | 71.2 / 8.06 | 73.8 / 9.00 | 76.5 / 10.05 | 79.3 / 11.23 | 82.1 / 12.54 | 85.0 / 14.00 |
| 15月 | 71.2 / 7.68 | 74.0 / 8.57 | 76.9 / 9.57 | 79.8 / 10.68 | 82.8 / 11.93 | 85.8 / 13.32 | 88.9 / 14.88 |
| 18月 | 73.6 / 8.13 | 76.6 / 9.07 | 79.6 / 10.12 | 82.7 / 11.29 | 85.8 / 12.61 | 89.1 / 14.09 | 92.4 / 15.75 |
| 21月 | 76.0 / 8.61 | 79.1 / 9.59 | 82.3 / 10.69 | 85.6 / 11.93 | 89.0 / 13.33 | 92.4 / 14.90 | 95.9 / 16.66 |
| 2岁 | 78.3 / 9.06 | 81.6 / 10.09 | 85.1 / 11.24 | 88.5 / 12.54 | 92.1 / 14.01 | 95.8 / 15.67 | 99.5 / 17.54 |
| 2.5岁 | 82.4 / 9.86 | 85.9 / 10.97 | 89.6 / 12.22 | 93.3 / 13.64 | 97.1 / 15.24 | 101.0 / 17.06 | 105.0 / 19.13 |
| 3岁 | 85.6 / 10.61 | 89.3 / 11.79 | 93.0 / 13.13 | 96.8 / 14.65 | 100.7 / 16.39 | 104.6 / 18.37 | 108.7 / 20.64 |
| 3.5岁 | 89.3 / 11.31 | 93.0 / 12.57 | 96.7 / 14.00 | 100.6 / 15.63 | 104.5 / 17.50 | 108.6 / 19.65 | 112.7 / 22.04 |
| 4岁 | 92.5 / 12.01 | 96.3 / 13.35 | 100.2 / 14.88 | 104.1 / 16.64 | 108.2 / 18.67 | 112.3 / 21.01 | 116.5 / 23.73 |
| 4.5岁 | 95.6 / 12.74 | 99.5 / 14.18 | 103.6 / 15.84 | 107.7 / 17.75 | 111.9 / 19.98 | 116.2 / 22.57 | 120.6 / 25.61 |
| 5岁 | 98.7 / 13.50 | 102.8 / 15.06 | 107.0 / 16.87 | 111.3 / 18.98 | 115.7 / 21.46 | 120.1 / 24.38 | 124.7 / 27.85 |
| 5.5岁 | 101.6 / 14.18 | 105.9 / 15.87 | 110.2 / 17.85 | 114.7 / 20.18 | 119.2 / 22.94 | 123.8 / 26.24 | 128.6 / 30.22 |
| 6岁 | 104.1 / 14.74 | 108.6 / 16.56 | 113.1 / 18.71 | 117.7 / 21.26 | 122.4 / 24.32 | 127.2 / 28.03 | 132.1 / 32.57 |
| 6.5岁 | 106.5 / 15.30 | 111.1 / 17.27 | 115.6 / 19.62 | 120.7 / 22.45 | 125.6 / 25.89 | 130.5 / 30.13 | 135.6 / 35.41 |
| 7岁 | 109.2 / 16.01 | 114.0 / 18.20 | 119.0 / 20.83 | 124.0 / 24.06 | 129.1 / 28.05 | 134.3 / 33.08 | 139.6 / 39.50 |
| 7.5岁 | 111.8 / 16.70 | 116.8 / 19.11 | 121.9 / 22.06 | 127.1 / 25.72 | 132.4 / 30.33 | 137.8 / 36.24 | 143.4 / 43.99 |
| 8岁 | 114.1 / 17.33 | 119.3 / 19.97 | 124.6 / 23.23 | 130.0 / 27.33 | 135.5 / 32.57 | 141.1 / 39.41 | 146.8 / 48.57 |
| 8.5岁 | 116.2 / 17.93 | 121.6 / 20.79 | 127.1 / 24.37 | 132.7 / 28.91 | 138.4 / 34.78 | 144.2 / 42.54 | 150.1 / 53.08 |
| 9岁 | 118.3 / 18.53 | 123.9 / 21.62 | 129.6 / 25.50 | 135.4 / 30.46 | 141.2 / 36.92 | 147.2 / 45.52 | 153.3 / 57.30 |
| 9.5岁 | 120.3 / 19.17 | 126.0 / 22.50 | 131.9 / 26.70 | 137.9 / 32.09 | 144.0 / 39.12 | 150.1 / 48.51 | 156.4 / 61.37 |
| 10岁 | 122.0 / 19.81 | 127.9 / 23.40 | 134.0 / 27.93 | 140.2 / 33.74 | 146.4 / 41.31 | 152.7 / 51.38 | 159.2 / 65.08 |
| 10.5岁 | 123.8 / 20.55 | 130.0 / 24.43 | 136.3 / 29.33 | 142.6 / 35.58 | 149.1 / 43.69 | 155.7 / 54.37 | 162.3 / 68.71 |
| 11岁 | 125.7 / 21.41 | 132.1 / 25.64 | 138.7 / 30.95 | 145.3 / 37.69 | 152.1 / 46.33 | 158.9 / 57.58 | 165.8 / 72.39 |
| 11.5岁 | 127.7 / 22.35 | 134.5 / 26.96 | 141.4 / 32.73 | 148.4 / 39.98 | 155.4 / 49.19 | 162.6 / 60.96 | 169.8 / 76.17 |
| 12岁 | 130.0 / 23.37 | 137.2 / 28.41 | 144.6 / 34.67 | 151.9 / 42.49 | 159.4 / 52.31 | 166.9 / 64.68 | 174.5 / 80.35 |
| 12.5岁 | 132.6 / 24.55 | 140.2 / 30.01 | 147.9 / 36.76 | 155.6 / 45.13 | 163.3 / 55.54 | 171.1 / 68.51 | 178.9 / 84.72 |
| 13岁 | 136.3 / 26.21 | 144.0 / 32.04 | 151.8 / 39.22 | 159.5 / 48.08 | 167.3 / 59.04 | 175.1 / 72.60 | 183.0 / 89.42 |
| 13.5岁 | 140.3 / 28.16 | 147.9 / 34.22 | 155.4 / 41.67 | 163.0 / 50.85 | 170.5 / 62.16 | 178.1 / 76.16 | 185.7 / 93.50 |
| 14岁 | 144.3 / 30.40 | 151.5 / 36.54 | 158.7 / 44.08 | 165.9 / 53.37 | 173.1 / 64.84 | 180.2 / 79.07 | 187.4 / 96.80 |
| 14.5岁 | 147.6 / 32.59 | 154.5 / 38.71 | 161.3 / 46.20 | 168.2 / 55.43 | 175.0 / 66.86 | 181.8 / 81.11 | 188.5 / 99.00 |
| 15岁 | 150.1 / 34.59 | 156.7 / 40.63 | 163.3 / 48.00 | 169.8 / 57.08 | 176.3 / 68.35 | 182.8 / 82.45 | 189.3 / 100.29 |
| 15.5岁 | 151.9 / 36.33 | 158.3 / 42.26 | 164.7 / 49.49 | 171.0 / 59.44 | 177.3 / 69.44 | 183.6 / 83.21 | 189.8 / 100.96 |
| 16岁 | 152.9 / 37.67 | 159.1 / 43.51 | 165.4 / 50.62 | 171.6 / 59.35 | 177.8 / 70.20 | 184.0 / 83.85 | 190.1 / 101.25 |
| 16.5岁 | 153.3 / 38.77 | 159.7 / 44.54 | 165.9 / 51.53 | 172.1 / 60.12 | 178.2 / 70.79 | 184.3 / 84.21 | 190.3 / 101.36 |
| 17岁 | 154.0 / 39.58 | 160.1 / 45.28 | 166.3 / 52.09 | 172.3 / 60.68 | 178.4 / 71.20 | 184.5 / 84.45 | 190.5 / 101.39 |
| 18岁 | 154.4 / 40.65 | 160.5 / 46.27 | 166.6 / 53.08 | 172.7 / 61.40 | 178.7 / 71.73 | 184.7 / 84.72 | 190.6 / 101.36 |

注：①根据 2005 年九市儿童体格发育调查数据研究制定；② 3 岁以前为身长。
　　首都儿科研究所生长发育研究室制作。

参考文献：李辉：《中国 0～18 岁儿童青少年生长图表》，上海，第二军医大学出版社，2009。

# 0～18岁儿童青少年身高、体重标准差单位数值表（女）

| 年龄 | -3SD 身高(cm) | 体重(kg) | -2SD 身高(cm) | 体重(kg) | -1SD 身高(cm) | 体重(kg) | 中位数 身高(cm) | 体重(kg) | +1SD 身高(cm) | 体重(kg) | +2SD 身高(cm) | 体重(kg) | +3SD 身高(cm) | 体重(kg) |
|---|---|---|---|---|---|---|---|---|---|---|---|---|---|---|
| 出生 | 44.7 | 2.26 | 46.4 | 2.54 | 48.0 | 2.85 | 49.7 | 3.21 | 51.4 | 3.63 | 53.2 | 4.10 | 55.0 | 4.65 |
| 2月 | 51.1 | 3.72 | 53.2 | 4.15 | 55.3 | 4.65 | 57.4 | 5.21 | 59.6 | 5.86 | 61.8 | 6.60 | 64.1 | 7.46 |
| 4月 | 56.7 | 4.93 | 58.8 | 5.48 | 61.0 | 6.11 | 63.1 | 6.83 | 65.4 | 7.65 | 67.7 | 8.59 | 70.0 | 9.66 |
| 6月 | 60.1 | 5.64 | 62.3 | 6.26 | 64.5 | 6.96 | 66.8 | 7.77 | 69.1 | 8.68 | 71.5 | 9.73 | 74.0 | 10.93 |
| 9月 | 63.7 | 6.34 | 66.1 | 7.03 | 68.5 | 7.81 | 71.0 | 8.69 | 73.6 | 9.70 | 76.2 | 10.86 | 78.9 | 12.18 |
| 12月 | 67.2 | 6.87 | 69.7 | 7.61 | 72.3 | 8.45 | 75.0 | 9.40 | 77.7 | 10.48 | 80.5 | 11.73 | 83.4 | 13.15 |
| 15月 | 70.2 | 7.34 | 72.9 | 8.12 | 75.6 | 9.01 | 78.5 | 10.02 | 81.4 | 11.18 | 84.3 | 12.50 | 87.4 | 14.02 |
| 18月 | 72.8 | 7.79 | 75.6 | 8.63 | 78.5 | 9.57 | 81.5 | 10.65 | 84.6 | 11.88 | 87.7 | 13.29 | 91.0 | 14.90 |
| 21月 | 75.1 | 8.26 | 78.1 | 9.15 | 81.2 | 10.15 | 84.4 | 11.30 | 87.7 | 12.61 | 91.1 | 14.12 | 94.5 | 15.85 |
| 2岁 | 77.3 | 8.70 | 80.5 | 9.64 | 83.8 | 10.70 | 87.2 | 11.92 | 90.7 | 13.31 | 94.3 | 14.92 | 98.0 | 16.77 |
| 2.5岁 | 81.4 | 9.48 | 84.8 | 10.52 | 88.4 | 11.70 | 92.1 | 13.05 | 95.9 | 14.60 | 99.8 | 16.39 | 103.8 | 18.47 |
| 3岁 | 84.7 | 10.23 | 88.2 | 11.36 | 91.8 | 12.65 | 95.6 | 14.13 | 99.4 | 15.83 | 103.4 | 17.81 | 107.4 | 20.10 |
| 3.5岁 | 88.4 | 10.95 | 91.9 | 12.16 | 95.6 | 13.55 | 99.4 | 15.16 | 103.3 | 17.01 | 107.2 | 19.17 | 111.3 | 21.69 |
| 4岁 | 91.7 | 11.62 | 95.4 | 12.93 | 99.2 | 14.44 | 103.1 | 16.17 | 107.0 | 18.19 | 111.1 | 20.54 | 115.3 | 23.30 |
| 4.5岁 | 94.8 | 12.30 | 98.7 | 13.71 | 102.7 | 15.33 | 106.7 | 17.22 | 110.9 | 19.42 | 115.2 | 22.00 | 119.5 | 25.04 |
| 5岁 | 97.8 | 12.93 | 101.8 | 14.44 | 106.0 | 16.20 | 110.2 | 18.26 | 114.5 | 20.66 | 118.9 | 23.50 | 123.4 | 26.87 |
| 5.5岁 | 100.7 | 13.54 | 104.9 | 15.18 | 109.2 | 17.09 | 113.5 | 19.33 | 118.0 | 21.98 | 122.6 | 25.12 | 127.2 | 28.89 |
| 6岁 | 103.2 | 14.11 | 107.6 | 15.87 | 112.0 | 17.94 | 116.6 | 20.37 | 121.2 | 23.27 | 126.0 | 26.74 | 130.8 | 30.94 |
| 6.5岁 | 105.5 | 14.66 | 110.1 | 16.55 | 114.7 | 18.78 | 119.4 | 21.44 | 124.3 | 24.61 | 129.2 | 28.46 | 134.2 | 33.30 |
| 7岁 | 108.0 | 15.27 | 112.7 | 17.31 | 117.6 | 19.74 | 122.5 | 22.64 | 127.6 | 26.16 | 132.7 | 30.45 | 137.9 | 35.75 |
| 7.5岁 | 110.4 | 15.89 | 115.4 | 18.10 | 120.4 | 20.74 | 125.4 | 23.93 | 130.8 | 27.83 | 136.1 | 32.64 | 141.5 | 38.65 |
| 8岁 | 112.7 | 16.51 | 117.9 | 18.88 | 123.1 | 21.75 | 128.5 | 25.25 | 133.9 | 29.56 | 139.4 | 34.94 | 144.9 | 41.74 |
| 8.5岁 | 115.0 | 17.14 | 120.3 | 19.71 | 125.8 | 22.83 | 131.3 | 26.67 | 136.9 | 31.45 | 142.6 | 37.49 | 148.4 | 45.24 |
| 9岁 | 117.0 | 17.79 | 122.6 | 20.56 | 128.3 | 23.96 | 134.1 | 28.19 | 139.9 | 33.51 | 145.8 | 40.32 | 151.8 | 49.19 |
| 9.5岁 | 119.1 | 18.49 | 125.0 | 21.49 | 131.0 | 25.21 | 137.0 | 29.87 | 143.1 | 35.82 | 149.2 | 43.54 | 155.4 | 53.77 |
| 10岁 | 121.5 | 19.29 | 127.6 | 22.54 | 133.8 | 26.60 | 140.1 | 31.76 | 146.4 | 38.41 | 152.8 | 47.15 | 159.2 | 58.92 |
| 10.5岁 | 123.9 | 20.23 | 130.3 | 23.74 | 136.8 | 28.16 | 143.3 | 33.80 | 149.8 | 41.15 | 156.3 | 50.92 | 163.0 | 64.24 |
| 11岁 | 126.9 | 21.46 | 133.4 | 25.23 | 140.0 | 29.99 | 146.6 | 36.10 | 153.3 | 44.09 | 160.0 | 54.78 | 166.7 | 69.27 |
| 11.5岁 | 129.9 | 22.89 | 136.5 | 26.89 | 143.1 | 31.93 | 149.7 | 38.40 | 156.3 | 46.87 | 162.9 | 58.21 | 169.6 | 72.80 |
| 12岁 | 133.0 | 24.58 | 139.5 | 28.77 | 145.9 | 34.04 | 152.4 | 40.77 | 158.8 | 49.54 | 165.3 | 61.22 | 171.8 | 75.32 |
| 12.5岁 | 135.9 | 26.32 | 142.1 | 30.64 | 148.4 | 36.04 | 154.6 | 42.89 | 160.8 | 51.75 | 167.1 | 63.44 | 173.3 | 77.05 |
| 13岁 | 138.2 | 28.11 | 144.2 | 32.50 | 150.3 | 37.94 | 156.3 | 44.79 | 162.3 | 53.55 | 168.3 | 64.99 | 174.3 | 78.17 |
| 13.5岁 | 140.1 | 29.81 | 146.0 | 34.23 | 151.8 | 39.66 | 157.6 | 46.42 | 163.4 | 54.99 | 169.2 | 66.03 | 175.0 | 78.87 |
| 14岁 | 141.5 | 31.38 | 147.2 | 35.80 | 152.9 | 41.18 | 158.6 | 47.83 | 164.3 | 56.16 | 169.9 | 66.77 | 175.5 | 79.27 |
| 14.5岁 | 142.6 | 32.73 | 148.2 | 37.13 | 153.8 | 42.45 | 159.4 | 48.97 | 164.9 | 57.06 | 170.4 | 67.28 | 175.9 | 79.48 |
| 15岁 | 143.3 | 33.78 | 148.8 | 38.16 | 154.3 | 43.42 | 159.8 | 49.82 | 165.3 | 57.72 | 170.8 | 67.61 | 176.2 | 79.60 |
| 15.5岁 | 143.7 | 34.59 | 149.2 | 38.94 | 154.7 | 44.15 | 160.1 | 50.45 | 165.6 | 58.19 | 171.1 | 67.82 | 176.4 | 79.68 |
| 16岁 | 143.7 | 35.06 | 149.2 | 39.39 | 154.7 | 44.56 | 160.2 | 50.81 | 165.5 | 58.45 | 171.0 | 67.93 | 176.4 | 79.77 |
| 16.5岁 | 143.8 | 35.40 | 149.3 | 39.72 | 154.7 | 44.87 | 160.2 | 51.07 | 165.6 | 58.64 | 171.0 | 68.00 | 176.4 | 79.86 |
| 17岁 | 144.0 | 35.57 | 149.5 | 39.88 | 154.9 | 45.01 | 160.3 | 51.20 | 165.7 | 58.73 | 171.0 | 68.04 | 176.5 | 79.95 |
| 18岁 | 144.4 | 35.85 | 149.8 | 40.15 | 155.2 | 45.26 | 160.6 | 51.41 | 165.9 | 58.88 | 171.3 | 68.10 | 176.6 | 79.90 |

注：①根据 2005 年九市儿童体格发育调查数据研究制定；②3 岁以前为身长。
　　首都儿科研究所生长发育研究室制作。

参考文献：李辉：《中国 0～18 岁儿童青少年生长图表》，上海，第二军医大学出版社，2009。

# 附录四

## 儿童体格生长发育标准差数值表

### （世界卫生组织 2006 年推荐）

本标准中 0～2 岁、2 岁 1 月～5 岁、5 岁 1 月～7 岁参考值分别取自不同的人群，因此，在衔接处部分参考值有波动。世界卫生组织 2006 年公布的标准中只包含 120.0 cm 及以下身高别体重参考值，因此，身高别体重评价表中，120.0 cm 以上身高别体重参考值仍沿用以前的标准，衔接处部分参考值有波动。

#### 0～2 岁女童身长／年龄、体重／年龄标准差数值表

| 年龄 | | 身长（cm） | | | | | | | 体重（kg） | | | | | |
|---|---|---|---|---|---|---|---|---|---|---|---|---|---|---|
| 岁 | 月 | −3SD | −2SD | −1SD | 中位数 | +1SD | +2SD | +3SD | −3SD | −2SD | −1SD | 中位数 | +1SD | +2SD | +3SD |
| 0 | 0 | 43.6 | 45.4 | 47.3 | 49.1 | 51.0 | 52.9 | 54.7 | 2.0 | 2.4 | 2.8 | 3.2 | 3.7 | 4.2 | 4.8 |
|  | 1 | 47.8 | 49.8 | 51.7 | 53.7 | 55.6 | 57.6 | 59.5 | 2.7 | 3.2 | 3.6 | 4.2 | 4.8 | 5.5 | 6.2 |
|  | 2 | 51.0 | 53.0 | 55.0 | 57.1 | 59.1 | 61.1 | 63.2 | 3.4 | 3.9 | 4.5 | 5.1 | 5.8 | 6.6 | 7.5 |
|  | 3 | 53.5 | 55.6 | 57.7 | 59.8 | 61.9 | 64.0 | 66.1 | 4.0 | 4.5 | 5.2 | 5.8 | 6.6 | 7.5 | 8.5 |
|  | 4 | 55.6 | 57.8 | 59.9 | 62.1 | 64.3 | 66.4 | 68.6 | 4.4 | 5.0 | 5.7 | 6.4 | 7.3 | 8.2 | 9.3 |
|  | 5 | 57.4 | 59.6 | 61.8 | 64.0 | 66.2 | 68.5 | 70.7 | 4.8 | 5.4 | 6.1 | 6.9 | 7.8 | 8.8 | 10.0 |
| 0 | 6 | 58.9 | 61.2 | 63.5 | 65.7 | 68.0 | 70.3 | 72.5 | 5.1 | 5.7 | 6.5 | 7.3 | 8.2 | 9.3 | 10.6 |
|  | 7 | 60.3 | 62.7 | 65.0 | 67.3 | 69.6 | 71.9 | 74.2 | 5.3 | 6.0 | 6.8 | 7.6 | 8.6 | 9.8 | 11.1 |
|  | 8 | 61.7 | 64.0 | 66.4 | 68.7 | 71.1 | 73.5 | 75.8 | 5.6 | 6.3 | 7.0 | 7.9 | 9.0 | 10.2 | 11.6 |
|  | 9 | 62.9 | 65.3 | 67.7 | 70.1 | 72.6 | 75.0 | 77.4 | 5.8 | 6.5 | 7.3 | 8.2 | 9.3 | 10.5 | 12.0 |
|  | 10 | 64.1 | 66.5 | 69.0 | 71.5 | 73.9 | 76.4 | 78.9 | 5.9 | 6.7 | 7.5 | 8.5 | 9.6 | 10.9 | 12.4 |
|  | 11 | 65.2 | 67.7 | 70.3 | 72.8 | 75.3 | 77.8 | 80.3 | 6.1 | 6.9 | 7.7 | 8.7 | 9.9 | 11.2 | 12.8 |
| 1 | 0 | 66.3 | 68.9 | 71.4 | 74.0 | 76.6 | 79.2 | 81.7 | 6.3 | 7.0 | 7.9 | 8.9 | 10.1 | 11.5 | 13.1 |
|  | 1 | 67.3 | 70.0 | 72.6 | 75.2 | 77.8 | 80.5 | 83.1 | 6.4 | 7.2 | 8.1 | 9.2 | 10.4 | 11.8 | 13.5 |
|  | 2 | 68.3 | 71.0 | 73.7 | 76.4 | 79.1 | 81.7 | 84.4 | 6.6 | 7.4 | 8.3 | 9.4 | 10.6 | 12.1 | 13.8 |
|  | 3 | 69.3 | 72.0 | 74.8 | 77.5 | 80.2 | 83.0 | 85.7 | 6.7 | 7.6 | 8.5 | 9.6 | 10.9 | 12.4 | 14.1 |
|  | 4 | 70.2 | 73.0 | 75.8 | 78.6 | 81.4 | 84.2 | 87.0 | 6.9 | 7.7 | 8.7 | 9.8 | 11.1 | 12.6 | 14.5 |
|  | 5 | 71.1 | 74.0 | 76.8 | 79.7 | 82.5 | 85.4 | 88.2 | 7.0 | 7.9 | 8.9 | 10.0 | 11.4 | 12.9 | 14.8 |
| 1 | 6 | 72.0 | 74.9 | 77.8 | 80.7 | 83.6 | 86.5 | 89.4 | 7.2 | 8.1 | 9.1 | 10.2 | 11.6 | 13.2 | 15.1 |
|  | 7 | 72.8 | 75.8 | 78.8 | 81.7 | 84.7 | 87.6 | 90.6 | 7.3 | 8.2 | 9.2 | 10.4 | 11.8 | 13.5 | 15.4 |
|  | 8 | 73.7 | 76.7 | 79.7 | 82.7 | 85.7 | 88.7 | 91.7 | 7.5 | 8.4 | 9.4 | 10.6 | 12.1 | 13.7 | 15.7 |
|  | 9 | 74.5 | 77.5 | 80.6 | 83.7 | 86.7 | 89.8 | 92.9 | 7.6 | 8.6 | 9.6 | 10.9 | 12.3 | 14.0 | 16.0 |
|  | 10 | 75.2 | 78.4 | 81.5 | 84.6 | 87.7 | 90.8 | 94.0 | 7.8 | 8.7 | 9.8 | 11.1 | 12.5 | 14.3 | 16.4 |
|  | 11 | 76.0 | 79.2 | 82.3 | 85.5 | 88.7 | 91.9 | 95.0 | 7.9 | 8.9 | 10.0 | 11.3 | 12.8 | 14.6 | 16.7 |
| 2 | 0 | 76.7 | 80.0 | 83.2 | 86.4 | 89.6 | 92.9 | 96.1 | 8.1 | 9.0 | 10.2 | 11.5 | 13.0 | 14.8 | 17.0 |

### 2~7岁女童身高/年龄、体重/年龄标准差数值表

| 年龄 | | 身长（cm） | | | | | | | 体重（kg） | | | | | | |
|---|---|---|---|---|---|---|---|---|---|---|---|---|---|---|---|
| 岁 | 月 | −3SD | −2SD | −1SD | 中位数 | +1SD | +2SD | +3SD | −3SD | −2SD | −1SD | 中位数 | +1SD | +2SD | +3SD |
| 2 | 0 | 76.0 | 79.3 | 82.5 | 85.7 | 88.9 | 92.2 | 95.4 | 8.1 | 9.0 | 10.2 | 11.5 | 13.0 | 14.8 | 17.0 |
|  | 1 | 76.8 | 80.0 | 83.3 | 86.6 | 89.9 | 93.1 | 96.4 | 8.2 | 9.2 | 10.3 | 11.7 | 13.3 | 15.1 | 17.3 |
|  | 2 | 77.5 | 80.8 | 84.1 | 87.4 | 90.8 | 94.1 | 97.4 | 8.4 | 9.4 | 10.5 | 11.9 | 13.5 | 15.4 | 17.7 |
|  | 3 | 78.1 | 81.5 | 84.9 | 88.3 | 91.7 | 95.0 | 98.4 | 8.5 | 9.5 | 10.7 | 12.1 | 13.7 | 15.7 | 18.0 |
|  | 4 | 78.8 | 82.2 | 85.7 | 89.1 | 92.5 | 96.0 | 99.4 | 8.6 | 9.7 | 10.9 | 12.3 | 14.0 | 16.0 | 18.3 |
|  | 5 | 79.5 | 82.9 | 86.4 | 89.9 | 93.4 | 96.9 | 100.3 | 8.8 | 9.8 | 11.1 | 12.5 | 14.2 | 16.2 | 18.7 |
| 2 | 6 | 80.1 | 83.6 | 87.1 | 90.7 | 94.2 | 97.7 | 101.3 | 8.9 | 10.0 | 11.2 | 12.7 | 14.4 | 16.5 | 19.0 |
|  | 7 | 80.7 | 84.3 | 87.9 | 91.4 | 95.0 | 98.6 | 102.2 | 9.0 | 10.1 | 11.4 | 12.9 | 14.7 | 16.8 | 19.3 |
|  | 8 | 81.3 | 84.9 | 88.6 | 92.2 | 95.8 | 99.4 | 103.1 | 9.1 | 10.3 | 11.6 | 13.1 | 14.9 | 17.1 | 19.6 |
|  | 9 | 81.9 | 85.6 | 89.3 | 92.9 | 96.6 | 100.3 | 103.9 | 9.3 | 10.4 | 11.7 | 13.3 | 15.1 | 17.3 | 20.0 |
|  | 10 | 82.5 | 86.2 | 89.9 | 93.6 | 97.4 | 101.1 | 104.8 | 9.4 | 10.5 | 11.9 | 13.5 | 15.4 | 17.6 | 20.3 |
|  | 11 | 83.1 | 86.8 | 90.6 | 94.4 | 98.1 | 101.9 | 105.6 | 9.5 | 10.7 | 12.0 | 13.7 | 15.6 | 17.9 | 20.6 |
| 3 | 0 | 83.6 | 87.4 | 91.2 | 95.1 | 98.9 | 102.7 | 106.5 | 9.6 | 10.8 | 12.2 | 13.9 | 15.8 | 18.1 | 20.9 |
|  | 1 | 84.2 | 88.0 | 91.9 | 95.7 | 99.6 | 103.4 | 107.3 | 9.7 | 10.9 | 12.4 | 14.0 | 16.0 | 18.4 | 21.3 |
|  | 2 | 84.7 | 88.6 | 92.5 | 96.4 | 100.3 | 104.2 | 108.1 | 9.8 | 11.1 | 12.5 | 14.2 | 16.3 | 18.7 | 21.6 |
|  | 3 | 85.3 | 89.2 | 93.1 | 97.1 | 101.0 | 105.0 | 108.9 | 9.9 | 11.2 | 12.7 | 14.4 | 16.5 | 19.0 | 22.0 |
|  | 4 | 85.8 | 89.8 | 93.8 | 97.7 | 101.7 | 105.7 | 109.7 | 10.1 | 11.3 | 12.8 | 14.6 | 16.7 | 19.2 | 22.3 |
|  | 5 | 86.3 | 90.4 | 94.4 | 98.4 | 102.4 | 106.4 | 110.5 | 10.2 | 11.5 | 13.0 | 14.8 | 16.9 | 19.5 | 22.7 |
| 3 | 6 | 86.8 | 90.9 | 95.0 | 99.0 | 103.1 | 107.2 | 111.2 | 10.3 | 11.6 | 13.1 | 15.0 | 17.2 | 19.8 | 23.0 |
|  | 7 | 87.4 | 91.5 | 95.6 | 99.7 | 103.8 | 107.9 | 112.0 | 10.4 | 11.7 | 13.3 | 15.2 | 17.4 | 20.1 | 23.4 |
|  | 8 | 87.9 | 92.0 | 96.2 | 100.3 | 104.5 | 108.6 | 112.7 | 10.5 | 11.8 | 13.4 | 15.3 | 17.6 | 20.4 | 23.7 |
|  | 9 | 88.4 | 92.5 | 96.7 | 100.9 | 105.1 | 109.3 | 113.5 | 10.6 | 12.0 | 13.6 | 15.5 | 17.8 | 20.7 | 24.1 |
|  | 10 | 88.9 | 93.1 | 97.3 | 101.5 | 105.8 | 110.0 | 114.2 | 10.7 | 12.1 | 13.7 | 15.7 | 18.1 | 20.9 | 24.5 |
|  | 11 | 89.3 | 93.6 | 97.9 | 102.1 | 106.4 | 110.7 | 114.9 | 10.8 | 12.2 | 13.9 | 15.9 | 18.3 | 21.2 | 24.8 |
| 4 | 0 | 89.8 | 94.1 | 98.4 | 102.7 | 107.0 | 111.3 | 115.7 | 10.9 | 12.3 | 14.0 | 16.1 | 18.5 | 21.5 | 25.2 |
|  | 1 | 90.3 | 94.6 | 99.0 | 103.3 | 107.7 | 112.0 | 116.4 | 11.0 | 12.4 | 14.2 | 16.3 | 18.8 | 21.8 | 25.5 |
|  | 2 | 90.7 | 95.1 | 99.5 | 103.9 | 108.3 | 112.7 | 117.1 | 11.1 | 12.6 | 14.3 | 16.4 | 19.0 | 22.1 | 25.9 |
|  | 3 | 91.2 | 95.6 | 100.1 | 104.5 | 108.9 | 113.3 | 117.7 | 11.2 | 12.7 | 14.5 | 16.6 | 19.2 | 22.4 | 26.3 |
|  | 4 | 91.7 | 96.1 | 100.6 | 105.0 | 109.5 | 114.0 | 118.4 | 11.3 | 12.8 | 14.6 | 16.8 | 19.4 | 22.6 | 26.6 |
|  | 5 | 92.1 | 96.6 | 101.1 | 105.6 | 110.1 | 114.6 | 119.1 | 11.4 | 12.9 | 14.8 | 17.0 | 19.7 | 22.9 | 27.0 |

续表

| 年龄 | | 身长（cm） | | | | | | | 体重（kg） | | | | | | |
|---|---|---|---|---|---|---|---|---|---|---|---|---|---|---|---|
| 岁 | 月 | -3SD | -2SD | -1SD | 中位数 | +1SD | +2SD | +3SD | -3SD | -2SD | -1SD | 中位数 | +1SD | +2SD | +3SD |
| 4 | 6 | 92.6 | 97.1 | 101.6 | 106.2 | 110.7 | 115.2 | 119.8 | 11.5 | 13.0 | 14.9 | 17.2 | 19.9 | 23.2 | 27.4 |
|  | 7 | 93.0 | 97.6 | 102.2 | 106.7 | 111.3 | 115.9 | 120.4 | 11.6 | 13.2 | 15.1 | 17.3 | 20.1 | 23.5 | 27.7 |
|  | 8 | 93.4 | 98.1 | 102.7 | 107.3 | 111.9 | 116.5 | 121.1 | 11.7 | 13.3 | 15.2 | 17.5 | 20.3 | 23.8 | 28.1 |
|  | 9 | 93.9 | 98.5 | 103.2 | 107.8 | 112.5 | 117.1 | 121.8 | 11.8 | 13.4 | 15.3 | 17.7 | 20.6 | 24.1 | 28.5 |
|  | 10 | 94.3 | 99.0 | 103.7 | 108.4 | 113.0 | 117.7 | 122.4 | 11.9 | 13.5 | 15.5 | 17.9 | 20.8 | 24.4 | 28.8 |
|  | 11 | 94.7 | 99.5 | 104.2 | 108.9 | 113.6 | 118.3 | 123.1 | 12.0 | 13.6 | 15.6 | 18.0 | 21.0 | 24.6 | 29.2 |
| 5 | 0 | 95.2 | 99.9 | 104.7 | 109.4 | 114.2 | 118.9 | 123.7 | 12.1 | 13.7 | 15.8 | 18.2 | 21.2 | 24.9 | 29.5 |
|  | 1 | 95.3 | 100.1 | 104.8 | 109.6 | 114.4 | 119.1 | 123.9 | 12.4 | 14.0 | 15.9 | 18.3 | 21.2 | 24.8 | 29.5 |
|  | 2 | 95.7 | 100.5 | 105.3 | 110.1 | 114.9 | 119.7 | 124.5 | 12.5 | 14.1 | 16.0 | 18.4 | 21.4 | 25.1 | 29.8 |
|  | 3 | 96.1 | 101.0 | 105.8 | 110.6 | 115.5 | 120.3 | 125.2 | 12.6 | 14.2 | 16.2 | 18.6 | 21.6 | 25.4 | 30.2 |
|  | 4 | 96.5 | 101.4 | 106.3 | 111.2 | 116.0 | 120.9 | 125.8 | 12.7 | 14.3 | 16.3 | 18.8 | 21.8 | 25.6 | 30.5 |
|  | 5 | 97.0 | 101.9 | 106.8 | 111.7 | 116.6 | 121.5 | 126.4 | 12.8 | 14.4 | 16.5 | 19.0 | 22.0 | 25.9 | 30.9 |
| 5 | 6 | 97.4 | 102.3 | 107.2 | 112.2 | 117.1 | 122.0 | 127.0 | 12.9 | 14.6 | 16.6 | 19.1 | 22.2 | 26.2 | 31.3 |
|  | 7 | 97.8 | 102.7 | 107.7 | 112.7 | 117.6 | 122.6 | 127.6 | 13.0 | 14.7 | 16.8 | 19.3 | 22.5 | 26.5 | 31.6 |
|  | 8 | 98.2 | 103.2 | 108.2 | 113.2 | 118.2 | 123.2 | 128.2 | 13.1 | 14.8 | 16.9 | 19.5 | 22.7 | 26.7 | 32.0 |
|  | 9 | 98.6 | 103.6 | 108.6 | 113.7 | 118.7 | 123.7 | 128.8 | 13.2 | 14.9 | 17.0 | 19.6 | 22.9 | 27.0 | 32.3 |
|  | 10 | 99.0 | 104.0 | 109.1 | 114.2 | 119.2 | 124.3 | 129.3 | 13.3 | 15.0 | 17.2 | 19.8 | 23.1 | 27.3 | 32.7 |
|  | 11 | 99.4 | 104.5 | 109.6 | 114.6 | 119.7 | 124.8 | 129.9 | 13.4 | 15.2 | 17.3 | 20.0 | 23.3 | 27.6 | 33.1 |
| 6 | 0 | 99.8 | 104.9 | 110.0 | 115.1 | 120.2 | 125.4 | 130.5 | 13.5 | 15.3 | 17.5 | 20.2 | 23.5 | 27.8 | 33.4 |
|  | 1 | 100.2 | 105.3 | 110.5 | 115.6 | 120.8 | 125.9 | 131.1 | 13.6 | 15.4 | 17.6 | 20.3 | 23.8 | 28.1 | 33.8 |
|  | 2 | 100.5 | 105.7 | 110.9 | 116.1 | 121.3 | 126.4 | 131.6 | 13.7 | 15.5 | 17.8 | 20.5 | 24.0 | 28.4 | 34.2 |
|  | 3 | 100.9 | 106.1 | 111.3 | 116.6 | 121.8 | 127.0 | 132.2 | 13.8 | 15.6 | 17.9 | 20.7 | 24.2 | 28.7 | 34.6 |
|  | 4 | 101.3 | 106.6 | 111.8 | 117.0 | 122.3 | 127.5 | 132.7 | 13.9 | 15.8 | 18.0 | 20.9 | 24.4 | 29.0 | 35.0 |
|  | 5 | 101.7 | 107.0 | 112.2 | 117.5 | 122.8 | 128.0 | 133.3 | 14.0 | 15.9 | 18.2 | 21.0 | 24.6 | 29.3 | 35.4 |
| 6 | 6 | 102.1 | 107.4 | 112.7 | 118.0 | 123.3 | 128.6 | 133.9 | 14.1 | 16.0 | 18.3 | 21.2 | 24.9 | 29.6 | 35.8 |
|  | 7 | 102.5 | 107.8 | 113.1 | 118.4 | 123.8 | 129.1 | 134.4 | 14.2 | 16.1 | 18.5 | 21.4 | 25.1 | 29.9 | 36.2 |
|  | 8 | 102.9 | 108.2 | 113.6 | 118.9 | 124.3 | 129.6 | 135.0 | 14.3 | 16.3 | 18.6 | 21.6 | 25.3 | 30.2 | 36.6 |
|  | 9 | 103.2 | 108.6 | 114.0 | 119.4 | 124.8 | 130.2 | 135.5 | 14.4 | 16.4 | 18.8 | 21.8 | 25.6 | 30.5 | 37.0 |
|  | 10 | 103.6 | 109.0 | 114.5 | 119.9 | 125.3 | 130.7 | 136.1 | 14.5 | 16.5 | 18.9 | 22.0 | 25.8 | 30.8 | 37.4 |
|  | 11 | 104.0 | 109.5 | 114.9 | 120.3 | 125.8 | 131.2 | 136.7 | 14.6 | 16.6 | 19.1 | 22.2 | 26.1 | 31.1 | 37.8 |
| 7 | 0 | 104.4 | 109.9 | 115.3 | 120.8 | 126.3 | 131.7 | 137.2 | 14.8 | 16.8 | 19.3 | 22.4 | 26.3 | 31.4 | 38.3 |

### 0~5岁女童头围/年龄标准差数值表

| 年龄 | | 头围（cm） | | | | | | |
|---|---|---|---|---|---|---|---|---|
| 岁 | 月 | −3SD | −2SD | −1SD | 中位数 | +1SD | +2SD | +3SD |
| 0 | 0 | 30.3 | 31.5 | 32.7 | 33.9 | 35.1 | 36.2 | 37.4 |
| | 1 | 33.0 | 34.2 | 35.4 | 36.5 | 37.7 | 38.9 | 40.1 |
| | 2 | 34.6 | 35.8 | 37.0 | 38.3 | 39.5 | 40.7 | 41.9 |
| | 3 | 35.8 | 37.1 | 38.3 | 39.5 | 40.8 | 42.0 | 43.3 |
| | 4 | 36.8 | 38.1 | 39.3 | 40.6 | 41.8 | 43.1 | 44.4 |
| | 5 | 37.6 | 38.9 | 40.2 | 41.5 | 42.7 | 44.0 | 45.3 |
| 0 | 6 | 38.3 | 39.6 | 40.9 | 42.2 | 43.5 | 44.8 | 46.1 |
| | 7 | 38.9 | 40.2 | 41.5 | 42.8 | 44.1 | 45.5 | 46.8 |
| | 8 | 39.4 | 40.7 | 42.0 | 43.4 | 44.7 | 46.0 | 47.4 |
| | 9 | 39.8 | 41.2 | 42.5 | 43.8 | 45.2 | 46.5 | 47.8 |
| | 10 | 40.2 | 41.5 | 42.9 | 44.2 | 45.6 | 46.9 | 48.3 |
| | 11 | 40.5 | 41.9 | 43.2 | 44.6 | 45.9 | 47.3 | 48.6 |
| 1 | 0 | 40.8 | 42.2 | 43.5 | 44.9 | 46.3 | 47.6 | 49.0 |
| | 1 | 41.1 | 42.4 | 43.8 | 45.2 | 46.5 | 47.9 | 49.3 |
| | 2 | 41.3 | 42.7 | 44.1 | 45.4 | 46.8 | 48.2 | 49.5 |
| | 3 | 41.5 | 42.9 | 44.3 | 45.7 | 47.0 | 48.4 | 49.8 |
| | 4 | 41.7 | 43.1 | 44.5 | 45.9 | 47.2 | 48.6 | 50.0 |
| | 5 | 41.9 | 43.3 | 44.7 | 46.1 | 47.4 | 48.8 | 50.2 |
| 1 | 6 | 42.1 | 43.5 | 44.9 | 46.2 | 47.6 | 49.0 | 50.4 |
| | 7 | 42.3 | 43.6 | 45.0 | 46.4 | 47.8 | 49.2 | 50.6 |
| | 8 | 42.4 | 43.8 | 45.2 | 46.6 | 48.0 | 49.4 | 50.7 |
| | 9 | 42.6 | 44.0 | 45.3 | 46.7 | 48.1 | 49.5 | 50.9 |
| | 10 | 42.7 | 44.1 | 45.5 | 46.9 | 48.3 | 49.7 | 51.1 |
| | 11 | 42.9 | 44.3 | 45.6 | 47.0 | 48.4 | 49.8 | 51.2 |
| 2 | 0 | 43.0 | 44.4 | 45.8 | 47.2 | 48.6 | 50.0 | 51.4 |
| | 1 | 43.1 | 44.5 | 45.9 | 47.3 | 48.7 | 50.1 | 51.5 |
| | 2 | 43.3 | 44.7 | 46.1 | 47.5 | 48.9 | 50.3 | 51.7 |
| | 3 | 43.4 | 44.8 | 46.2 | 47.6 | 49.0 | 50.4 | 51.8 |
| | 4 | 43.5 | 44.9 | 46.3 | 47.7 | 49.1 | 50.5 | 51.9 |
| | 5 | 43.6 | 45.0 | 46.4 | 47.8 | 49.2 | 50.6 | 52.0 |

续表

| 年龄 | | 头围（cm） | | | | | | |
|---|---|---|---|---|---|---|---|---|
| 岁 | 月 | −3SD | −2SD | −1SD | 中位数 | +1SD | +2SD | +3SD |
| 2 | 6 | 43.7 | 45.1 | 46.5 | 47.9 | 49.3 | 50.7 | 52.2 |
|  | 7 | 43.8 | 45.2 | 46.6 | 48.0 | 49.4 | 50.9 | 52.3 |
|  | 8 | 43.9 | 45.3 | 46.7 | 48.1 | 49.6 | 51.0 | 52.4 |
|  | 9 | 44.0 | 45.4 | 46.8 | 48.2 | 49.7 | 51.1 | 52.5 |
|  | 10 | 44.1 | 45.5 | 46.9 | 48.3 | 49.7 | 51.2 | 52.6 |
|  | 11 | 44.2 | 45.6 | 47.0 | 48.4 | 49.8 | 51.2 | 52.7 |
| 3 | 0 | 44.3 | 45.7 | 47.1 | 48.5 | 49.9 | 51.3 | 52.7 |
|  | 1 | 44.4 | 45.8 | 47.2 | 48.6 | 50.0 | 51.4 | 52.8 |
|  | 2 | 44.4 | 45.8 | 47.3 | 48.7 | 50.1 | 51.5 | 52.9 |
|  | 3 | 44.5 | 45.9 | 47.3 | 48.7 | 50.2 | 51.6 | 53.0 |
|  | 4 | 44.6 | 46.0 | 47.4 | 48.8 | 50.2 | 51.7 | 53.1 |
|  | 5 | 44.6 | 46.1 | 47.5 | 48.9 | 50.3 | 51.7 | 53.1 |
| 3 | 6 | 44.7 | 46.1 | 47.5 | 49.0 | 50.4 | 51.8 | 53.2 |
|  | 7 | 44.8 | 46.2 | 47.6 | 49.0 | 50.4 | 51.9 | 53.3 |
|  | 8 | 44.8 | 46.3 | 47.7 | 49.1 | 50.5 | 51.9 | 53.3 |
|  | 9 | 44.9 | 46.3 | 47.7 | 49.2 | 50.6 | 52.0 | 53.4 |
|  | 10 | 45.0 | 46.4 | 47.8 | 49.2 | 50.6 | 52.1 | 53.5 |
|  | 11 | 45.0 | 46.4 | 47.9 | 49.3 | 50.7 | 52.1 | 53.5 |
| 4 | 0 | 45.1 | 46.5 | 47.9 | 49.3 | 50.8 | 52.2 | 53.6 |
|  | 1 | 45.1 | 46.5 | 48.0 | 49.4 | 50.8 | 52.2 | 53.6 |
|  | 2 | 45.2 | 46.6 | 48.0 | 49.4 | 50.9 | 52.3 | 53.7 |
|  | 3 | 45.2 | 46.7 | 48.1 | 49.5 | 50.9 | 52.3 | 53.8 |
|  | 4 | 45.3 | 46.7 | 48.1 | 49.5 | 51.0 | 52.4 | 53.8 |
|  | 5 | 45.3 | 46.8 | 48.2 | 49.6 | 51.0 | 52.4 | 53.9 |
| 4 | 6 | 45.4 | 46.8 | 48.2 | 49.6 | 51.1 | 52.5 | 53.9 |
|  | 7 | 45.4 | 46.9 | 48.3 | 49.7 | 51.1 | 52.5 | 54.0 |
|  | 8 | 45.5 | 46.9 | 48.3 | 49.7 | 51.2 | 52.6 | 54.0 |
|  | 9 | 45.5 | 46.9 | 48.4 | 49.8 | 51.2 | 52.6 | 54.1 |
|  | 10 | 45.6 | 47.0 | 48.4 | 49.8 | 51.3 | 52.7 | 54.1 |
|  | 11 | 45.6 | 47.0 | 48.5 | 49.9 | 51.3 | 52.7 | 54.1 |
| 5 | 0 | 45.7 | 47.1 | 48.5 | 49.9 | 51.3 | 52.8 | 54.2 |

## 女童体重／身长标准差数值表

| 身长（cm） | 体重（kg） | | | | | | |
|---|---|---|---|---|---|---|---|
| | −3SD | −2SD | −1SD | 中位数 | +1SD | +2SD | +3SD |
| 45.0 | 1.9 | 2.1 | 2.3 | 2.5 | 2.7 | 3.0 | 3.3 |
| 45.5 | 2.0 | 2.1 | 2.3 | 2.5 | 2.8 | 3.1 | 3.4 |
| 46.0 | 2.0 | 2.2 | 2.4 | 2.6 | 2.9 | 3.2 | 3.5 |
| 46.5 | 2.1 | 2.3 | 2.5 | 2.7 | 3.0 | 3.3 | 3.6 |
| 47.0 | 2.2 | 2.4 | 2.6 | 2.8 | 3.1 | 3.4 | 3.7 |
| 47.5 | 2.2 | 2.4 | 2.6 | 2.9 | 3.2 | 3.5 | 3.8 |
| 48.0 | 2.3 | 2.5 | 2.7 | 3.0 | 3.3 | 3.6 | 4.0 |
| 48.5 | 2.4 | 2.6 | 2.8 | 3.1 | 3.4 | 3.7 | 4.1 |
| 49.0 | 2.4 | 2.6 | 2.9 | 3.2 | 3.5 | 3.8 | 4.2 |
| 49.5 | 2.5 | 2.7 | 3.0 | 3.3 | 3.6 | 3.9 | 4.3 |
| 50.0 | 2.6 | 2.8 | 3.1 | 3.4 | 3.7 | 4.0 | 4.5 |
| 50.5 | 2.7 | 2.9 | 3.2 | 3.5 | 3.8 | 4.2 | 4.6 |
| 51.0 | 2.8 | 3.0 | 3.3 | 3.6 | 3.9 | 4.3 | 4.8 |
| 51.5 | 2.8 | 3.1 | 3.4 | 3.7 | 4.0 | 4.4 | 4.9 |
| 52.0 | 2.9 | 3.2 | 3.5 | 3.8 | 4.2 | 4.6 | 5.1 |
| 52.5 | 3.0 | 3.3 | 3.6 | 3.9 | 4.3 | 4.7 | 5.2 |
| 53.0 | 3.1 | 3.4 | 3.7 | 4.0 | 4.4 | 4.9 | 5.4 |
| 53.5 | 3.2 | 3.5 | 3.8 | 4.2 | 4.6 | 5.0 | 5.5 |
| 54.0 | 3.3 | 3.6 | 3.9 | 4.3 | 4.7 | 5.2 | 5.7 |
| 54.5 | 3.4 | 3.7 | 4.0 | 4.4 | 4.8 | 5.3 | 5.9 |
| 55.0 | 3.5 | 3.8 | 4.2 | 4.5 | 5.0 | 5.5 | 6.1 |
| 55.5 | 3.6 | 3.9 | 4.3 | 4.7 | 5.1 | 5.7 | 6.3 |
| 56.0 | 3.7 | 4.0 | 4.4 | 4.8 | 5.3 | 5.8 | 6.4 |
| 56.5 | 3.8 | 4.1 | 4.5 | 5.0 | 5.4 | 6.0 | 6.6 |
| 57.0 | 3.9 | 4.3 | 4.6 | 5.1 | 5.6 | 6.1 | 6.8 |
| 57.5 | 4.0 | 4.4 | 4.8 | 5.2 | 5.7 | 6.3 | 7.0 |
| 58.0 | 4.1 | 4.5 | 4.9 | 5.4 | 5.9 | 6.5 | 7.1 |
| 58.5 | 4.2 | 4.6 | 5.0 | 5.5 | 6.0 | 6.6 | 7.3 |
| 59.0 | 4.3 | 4.7 | 5.1 | 5.6 | 6.2 | 6.8 | 7.5 |
| 59.5 | 4.4 | 4.8 | 5.3 | 5.7 | 6.3 | 6.9 | 7.7 |
| 60.0 | 4.5 | 4.9 | 5.4 | 5.9 | 6.4 | 7.1 | 7.8 |
| 60.5 | 4.6 | 5.0 | 5.5 | 6.0 | 6.6 | 7.3 | 8.0 |
| 61.0 | 4.7 | 5.1 | 5.6 | 6.1 | 6.7 | 7.4 | 8.2 |

续表

| 身长（cm） | 体重（kg） | | | | | | |
|---|---|---|---|---|---|---|---|
| | −3SD | −2SD | −1SD | 中位数 | +1SD | +2SD | +3SD |
| 61.5 | 4.8 | 5.2 | 5.7 | 6.3 | 6.9 | 7.6 | 8.4 |
| 62.0 | 4.9 | 5.3 | 5.8 | 6.4 | 7.0 | 7.7 | 8.5 |
| 62.5 | 5.0 | 5.4 | 5.9 | 6.5 | 7.1 | 7.8 | 8.7 |
| 63.0 | 5.1 | 5.5 | 6.0 | 6.6 | 7.3 | 8.0 | 8.8 |
| 63.5 | 5.2 | 5.6 | 6.2 | 6.7 | 7.4 | 8.1 | 9.0 |
| 64.0 | 5.3 | 5.7 | 6.3 | 6.9 | 7.5 | 8.3 | 9.1 |
| 64.5 | 5.4 | 5.8 | 6.4 | 7.0 | 7.6 | 8.4 | 9.3 |
| 65.0 | 5.5 | 5.9 | 6.5 | 7.1 | 7.8 | 8.6 | 9.5 |
| 65.5 | 5.5 | 6.0 | 6.6 | 7.2 | 7.9 | 8.7 | 9.6 |
| 66.0 | 5.6 | 6.1 | 6.7 | 7.3 | 8.0 | 8.8 | 9.8 |
| 66.5 | 5.7 | 6.2 | 6.8 | 7.4 | 8.1 | 9.0 | 9.9 |
| 67.0 | 5.8 | 6.3 | 6.9 | 7.5 | 8.3 | 9.1 | 10.0 |
| 67.5 | 5.9 | 6.4 | 7.0 | 7.6 | 8.4 | 9.2 | 10.2 |
| 68.0 | 6.0 | 6.5 | 7.1 | 7.7 | 8.5 | 9.4 | 10.3 |
| 68.5 | 6.1 | 6.6 | 7.2 | 7.9 | 8.6 | 9.5 | 10.5 |
| 69.0 | 6.1 | 6.7 | 7.3 | 8.0 | 8.7 | 9.6 | 10.6 |
| 69.5 | 6.2 | 6.8 | 7.4 | 8.1 | 8.8 | 9.7 | 10.7 |
| 70.0 | 6.3 | 6.9 | 7.5 | 8.2 | 9.0 | 9.9 | 10.9 |
| 70.5 | 6.4 | 6.9 | 7.6 | 8.3 | 9.1 | 10.0 | 11.0 |
| 71.0 | 6.5 | 7.0 | 7.7 | 8.4 | 9.2 | 10.1 | 11.1 |
| 71.5 | 6.5 | 7.1 | 7.7 | 8.5 | 9.3 | 10.2 | 11.3 |
| 72.0 | 6.6 | 7.2 | 7.8 | 8.6 | 9.4 | 10.3 | 11.4 |
| 72.5 | 6.7 | 7.3 | 7.9 | 8.7 | 9.5 | 10.5 | 11.5 |
| 73.0 | 6.8 | 7.4 | 8.0 | 8.8 | 9.6 | 10.6 | 11.7 |
| 73.5 | 6.9 | 7.4 | 8.1 | 8.9 | 9.7 | 10.7 | 11.8 |
| 74.0 | 6.9 | 7.5 | 8.2 | 9.0 | 9.8 | 10.8 | 11.9 |
| 74.5 | 7.0 | 7.6 | 8.3 | 9.1 | 9.9 | 10.9 | 12.0 |
| 75.0 | 7.1 | 7.7 | 8.4 | 9.1 | 10.0 | 11.0 | 12.2 |
| 75.5 | 7.1 | 7.8 | 8.5 | 9.2 | 10.1 | 11.1 | 12.3 |
| 76.0 | 7.2 | 7.8 | 8.5 | 9.3 | 10.2 | 11.2 | 12.4 |
| 76.5 | 7.3 | 7.9 | 8.6 | 9.4 | 10.3 | 11.4 | 12.5 |
| 77.0 | 7.4 | 8.0 | 8.7 | 9.5 | 10.4 | 11.5 | 12.6 |
| 77.5 | 7.4 | 8.1 | 8.8 | 9.6 | 10.5 | 11.6 | 12.8 |

续表

| 身长（cm） | 体重（kg） | | | | | | |
|---|---|---|---|---|---|---|---|
| | −3SD | −2SD | −1SD | 中位数 | +1SD | +2SD | +3SD |
| 78.0 | 7.5 | 8.2 | 8.9 | 9.7 | 10.6 | 11.7 | 12.9 |
| 78.5 | 7.6 | 8.2 | 9.0 | 9.8 | 10.7 | 11.8 | 13.0 |
| 79.0 | 7.7 | 8.3 | 9.1 | 9.9 | 10.8 | 11.9 | 13.1 |
| 79.5 | 7.7 | 8.4 | 9.1 | 10.0 | 10.9 | 12.0 | 13.3 |
| 80.0 | 7.8 | 8.5 | 9.2 | 10.1 | 11.0 | 12.1 | 13.4 |
| 80.5 | 7.9 | 8.6 | 9.3 | 10.2 | 11.2 | 12.3 | 13.5 |
| 81.0 | 8.0 | 8.7 | 9.4 | 10.3 | 11.3 | 12.4 | 13.7 |
| 81.5 | 8.1 | 8.8 | 9.5 | 10.4 | 11.4 | 12.5 | 13.8 |
| 82.0 | 8.1 | 8.8 | 9.6 | 10.5 | 11.5 | 12.6 | 13.9 |
| 82.5 | 8.2 | 8.9 | 9.7 | 10.6 | 11.6 | 12.8 | 14.1 |
| 83.0 | 8.3 | 9.0 | 9.8 | 10.7 | 11.8 | 12.9 | 14.2 |
| 83.5 | 8.4 | 9.1 | 9.9 | 10.9 | 11.9 | 13.1 | 14.4 |
| 84.0 | 8.5 | 9.2 | 10.1 | 11.0 | 12.0 | 13.2 | 14.5 |
| 84.5 | 8.6 | 9.3 | 10.2 | 11.1 | 12.1 | 13.3 | 14.7 |
| 85.0 | 8.7 | 9.4 | 10.3 | 11.2 | 12.3 | 13.5 | 14.9 |
| 85.5 | 8.8 | 9.5 | 10.4 | 11.3 | 12.4 | 13.6 | 15.0 |
| 86.0 | 8.9 | 9.7 | 10.5 | 11.5 | 12.6 | 13.8 | 15.2 |
| 86.5 | 9.0 | 9.8 | 10.6 | 11.6 | 12.7 | 13.9 | 15.4 |
| 87.0 | 9.1 | 9.9 | 10.7 | 11.7 | 12.8 | 14.1 | 15.5 |
| 87.5 | 9.2 | 10.0 | 10.9 | 11.8 | 13.0 | 14.2 | 15.7 |
| 88.0 | 9.3 | 10.1 | 11.0 | 12.0 | 13.1 | 14.4 | 15.9 |
| 88.5 | 9.4 | 10.2 | 11.1 | 12.1 | 13.2 | 14.5 | 16.0 |
| 89.0 | 9.5 | 10.3 | 11.2 | 12.2 | 13.4 | 14.7 | 16.2 |
| 89.5 | 9.6 | 10.4 | 11.3 | 12.3 | 13.5 | 14.8 | 16.4 |
| 90.0 | 9.7 | 10.5 | 11.4 | 12.5 | 13.7 | 15.0 | 16.5 |
| 90.5 | 9.8 | 10.6 | 11.5 | 12.6 | 13.8 | 15.1 | 16.7 |
| 91.0 | 9.9 | 10.7 | 11.7 | 12.7 | 13.9 | 15.3 | 16.9 |
| 91.5 | 10.0 | 10.8 | 11.8 | 12.8 | 14.1 | 15.5 | 17.0 |
| 92.0 | 10.1 | 10.9 | 11.9 | 13.0 | 14.2 | 15.6 | 17.2 |
| 92.5 | 10.1 | 11.0 | 12.0 | 13.1 | 14.3 | 15.8 | 17.4 |
| 93.0 | 10.2 | 11.1 | 12.1 | 13.2 | 14.5 | 15.9 | 17.5 |
| 93.5 | 10.3 | 11.2 | 12.2 | 13.3 | 14.6 | 16.1 | 17.7 |
| 94.0 | 10.4 | 11.3 | 12.3 | 13.5 | 14.7 | 16.2 | 17.9 |

| 身长（cm） | 体重（kg） | | | | | | |
|---|---|---|---|---|---|---|---|
| | −3SD | −2SD | −1SD | 中位数 | +1SD | +2SD | +3SD |
| 94.5 | 10.5 | 11.4 | 12.4 | 13.6 | 14.9 | 16.4 | 18.0 |
| 95.0 | 10.6 | 11.5 | 12.6 | 13.7 | 15.0 | 16.5 | 18.2 |
| 95.5 | 10.7 | 11.6 | 12.7 | 13.8 | 15.2 | 16.7 | 18.4 |
| 96.0 | 10.8 | 11.7 | 12.8 | 14.0 | 15.3 | 16.8 | 18.6 |
| 96.5 | 10.9 | 11.8 | 12.9 | 14.1 | 15.4 | 17.0 | 18.7 |
| 97.0 | 11.0 | 12.0 | 13.0 | 14.2 | 15.6 | 17.1 | 18.9 |
| | | | | | | | |
| 97.5 | 11.1 | 12.1 | 13.1 | 14.4 | 15.7 | 17.3 | 19.1 |
| 98.0 | 11.2 | 12.2 | 13.3 | 14.5 | 15.9 | 17.5 | 19.3 |
| 98.5 | 11.3 | 12.3 | 13.4 | 14.6 | 16.0 | 17.6 | 19.5 |
| 99.0 | 11.4 | 12.4 | 13.5 | 14.8 | 16.2 | 17.8 | 19.6 |
| 99.5 | 11.5 | 12.5 | 13.6 | 14.9 | 16.3 | 18.0 | 19.8 |
| 100.0 | 11.6 | 12.6 | 13.7 | 15.0 | 16.5 | 18.1 | 20.0 |
| | | | | | | | |
| 100.5 | 11.7 | 12.7 | 13.9 | 15.2 | 16.6 | 18.3 | 20.2 |
| 101.0 | 11.8 | 12.8 | 14.0 | 15.3 | 16.8 | 18.5 | 20.4 |
| 101.5 | 11.9 | 13.0 | 14.1 | 15.5 | 17.0 | 18.7 | 20.6 |
| 102.0 | 12.0 | 13.1 | 14.3 | 15.6 | 17.1 | 18.9 | 20.8 |
| 102.5 | 12.1 | 13.2 | 14.4 | 15.8 | 17.3 | 19.0 | 21.0 |
| 103.0 | 12.3 | 13.3 | 14.5 | 15.9 | 17.5 | 19.2 | 21.3 |
| | | | | | | | |
| 103.5 | 12.4 | 13.5 | 14.7 | 16.1 | 17.6 | 19.4 | 21.5 |
| 104.0 | 12.5 | 13.6 | 14.8 | 16.2 | 17.8 | 19.6 | 21.7 |
| 104.5 | 12.6 | 13.7 | 15.0 | 16.4 | 18.0 | 19.8 | 21.9 |
| 105.0 | 12.7 | 13.8 | 15.1 | 16.5 | 18.2 | 20.0 | 22.2 |
| 105.5 | 12.8 | 14.0 | 15.3 | 16.7 | 18.4 | 20.2 | 22.4 |
| 106.0 | 13.0 | 14.1 | 15.4 | 16.9 | 18.5 | 20.5 | 22.6 |
| | | | | | | | |
| 106.5 | 13.1 | 14.3 | 15.6 | 17.1 | 18.7 | 20.7 | 22.9 |
| 107.0 | 13.2 | 14.4 | 15.7 | 17.2 | 18.9 | 20.9 | 23.1 |
| 107.5 | 13.3 | 14.5 | 15.9 | 17.4 | 19.1 | 21.1 | 23.4 |
| 108.0 | 13.5 | 14.7 | 16.0 | 17.6 | 19.3 | 21.3 | 23.6 |
| 108.5 | 13.6 | 14.8 | 16.2 | 17.8 | 19.5 | 21.6 | 23.9 |
| 109.0 | 13.7 | 15.0 | 16.4 | 18.0 | 19.7 | 21.8 | 24.2 |
| | | | | | | | |
| 109.5 | 13.9 | 15.1 | 16.5 | 18.1 | 20.0 | 22.0 | 24.4 |
| 110.0 | 14.0 | 15.3 | 16.7 | 18.3 | 20.2 | 22.3 | 24.7 |

女童体重 / 身高标准差数值表

| 身高（cm） | 体重（kg） | | | | | | |
|---|---|---|---|---|---|---|---|
| | −3SD | −2SD | −1SD | 中位数 | +1SD | +2SD | +3SD |
| 65.0 | 5.6 | 6.1 | 6.6 | 7.2 | 7.9 | 8.7 | 9.7 |
| 65.5 | 5.7 | 6.2 | 6.7 | 7.4 | 8.1 | 8.9 | 9.8 |
| 66.0 | 5.8 | 6.3 | 6.8 | 7.5 | 8.2 | 9.0 | 10.0 |
| 66.5 | 5.8 | 6.4 | 6.9 | 7.6 | 8.3 | 9.1 | 10.1 |
| 67.0 | 5.9 | 6.4 | 7.0 | 7.7 | 8.4 | 9.3 | 10.2 |
| 67.5 | 6.0 | 6.5 | 7.1 | 7.8 | 8.5 | 9.4 | 10.4 |
| 68.0 | 6.1 | 6.6 | 7.2 | 7.9 | 8.7 | 9.5 | 10.5 |
| 68.5 | 6.2 | 6.7 | 7.3 | 8.0 | 8.8 | 9.7 | 10.7 |
| 69.0 | 6.3 | 6.8 | 7.4 | 8.1 | 8.9 | 9.8 | 10.8 |
| 69.5 | 6.3 | 6.9 | 7.5 | 8.2 | 9.0 | 9.9 | 10.9 |
| 70.0 | 6.4 | 7.0 | 7.6 | 8.3 | 9.1 | 10.0 | 11.1 |
| 70.5 | 6.5 | 7.1 | 7.7 | 8.4 | 9.2 | 10.1 | 11.2 |
| 71.0 | 6.6 | 7.1 | 7.8 | 8.5 | 9.3 | 10.3 | 11.3 |
| 71.5 | 6.7 | 7.2 | 7.9 | 8.6 | 9.4 | 10.4 | 11.5 |
| 72.0 | 6.7 | 7.3 | 8.0 | 8.7 | 9.5 | 10.5 | 11.6 |
| 72.5 | 6.8 | 7.4 | 8.1 | 8.8 | 9.7 | 10.6 | 11.7 |
| 73.0 | 6.9 | 7.5 | 8.1 | 8.9 | 9.8 | 10.7 | 11.8 |
| 73.5 | 7.0 | 7.6 | 8.2 | 9.0 | 9.9 | 10.8 | 12.0 |
| 74.0 | 7.0 | 7.6 | 8.3 | 9.1 | 10.0 | 11.0 | 12.1 |
| 74.5 | 7.1 | 7.7 | 8.4 | 9.2 | 10.1 | 11.1 | 12.2 |
| 75.0 | 7.2 | 7.8 | 8.5 | 9.3 | 10.2 | 11.2 | 12.3 |
| 75.5 | 7.2 | 7.9 | 8.6 | 9.4 | 10.3 | 11.3 | 12.5 |
| 76.0 | 7.3 | 8.0 | 8.7 | 9.5 | 10.4 | 11.4 | 12.6 |
| 76.5 | 7.4 | 8.0 | 8.7 | 9.6 | 10.5 | 11.5 | 12.7 |
| 77.0 | 7.5 | 8.1 | 8.8 | 9.6 | 10.6 | 11.6 | 12.8 |
| 77.5 | 7.5 | 8.2 | 8.9 | 9.7 | 10.7 | 11.7 | 12.9 |
| 78.0 | 7.6 | 8.3 | 9.0 | 9.8 | 10.8 | 11.8 | 13.1 |
| 78.5 | 7.7 | 8.4 | 9.1 | 9.9 | 10.9 | 12.0 | 13.2 |
| 79.0 | 7.8 | 8.4 | 9.2 | 10.0 | 11.0 | 12.1 | 13.3 |
| 79.5 | 7.8 | 8.5 | 9.3 | 10.1 | 11.1 | 12.2 | 13.4 |
| 80.0 | 7.9 | 8.6 | 9.4 | 10.2 | 11.2 | 12.3 | 13.6 |
| 80.5 | 8.0 | 8.7 | 9.5 | 10.3 | 11.3 | 12.4 | 13.7 |
| 81.0 | 8.1 | 8.8 | 9.6 | 10.4 | 11.4 | 12.6 | 13.9 |
| 81.5 | 8.2 | 8.9 | 9.7 | 10.6 | 11.6 | 12.7 | 14.0 |
| 82.0 | 8.3 | 9.0 | 9.8 | 10.7 | 11.7 | 12.8 | 14.1 |
| 82.5 | 8.4 | 9.1 | 9.9 | 10.8 | 11.8 | 13.0 | 14.3 |

续表

| 身高（cm） | 体重（kg） | | | | | | |
|---|---|---|---|---|---|---|---|
| | −3SD | −2SD | −1SD | 中位数 | +1SD | +2SD | +3SD |
| 83.0 | 8.5 | 9.2 | 10.0 | 10.9 | 11.9 | 13.1 | 14.5 |
| 83.5 | 8.5 | 9.3 | 10.1 | 11.0 | 12.1 | 13.3 | 14.6 |
| 84.0 | 8.6 | 9.4 | 10.2 | 11.1 | 12.2 | 13.4 | 14.8 |
| 84.5 | 8.7 | 9.5 | 10.3 | 11.3 | 12.3 | 13.5 | 14.9 |
| 85.0 | 8.8 | 9.6 | 10.4 | 11.4 | 12.5 | 13.7 | 15.1 |
| 85.5 | 8.9 | 9.7 | 10.6 | 11.5 | 12.6 | 13.8 | 15.3 |
| 86.0 | 9.0 | 9.8 | 10.7 | 11.6 | 12.7 | 14.0 | 15.4 |
| 86.5 | 9.1 | 9.9 | 10.8 | 11.8 | 12.9 | 14.2 | 15.6 |
| 87.0 | 9.2 | 10.0 | 10.9 | 11.9 | 13.0 | 14.3 | 15.8 |
| 87.5 | 9.3 | 10.1 | 11.0 | 12.0 | 13.2 | 14.5 | 15.9 |
| 88.0 | 9.4 | 10.2 | 11.1 | 12.1 | 13.3 | 14.6 | 16.1 |
| 88.5 | 9.5 | 10.3 | 11.2 | 12.3 | 13.4 | 14.8 | 16.3 |
| 89.0 | 9.6 | 10.4 | 11.4 | 12.4 | 13.6 | 14.9 | 16.4 |
| 89.5 | 9.7 | 10.5 | 11.5 | 12.5 | 13.7 | 15.1 | 16.6 |
| 90.0 | 9.8 | 10.6 | 11.6 | 12.6 | 13.8 | 15.2 | 16.8 |
| 90.5 | 9.9 | 10.7 | 11.7 | 12.8 | 14.0 | 15.4 | 16.9 |
| 91.0 | 10.0 | 10.9 | 11.8 | 12.9 | 14.1 | 15.5 | 17.1 |
| 91.5 | 10.1 | 11.0 | 11.9 | 13.0 | 14.3 | 15.7 | 17.3 |
| 92.0 | 10.2 | 11.1 | 12.0 | 13.1 | 14.4 | 15.8 | 17.4 |
| 92.5 | 10.3 | 11.2 | 12.1 | 13.3 | 14.5 | 16.0 | 17.6 |
| 93.0 | 10.4 | 11.3 | 12.3 | 13.4 | 14.7 | 16.1 | 17.8 |
| 93.5 | 10.5 | 11.4 | 12.4 | 13.5 | 14.8 | 16.3 | 17.9 |
| 94.0 | 10.6 | 11.5 | 12.5 | 13.6 | 14.9 | 16.4 | 18.1 |
| 94.5 | 10.7 | 11.6 | 12.6 | 13.8 | 15.1 | 16.6 | 18.3 |
| 95.0 | 10.8 | 11.7 | 12.7 | 13.9 | 15.2 | 16.7 | 18.5 |
| 95.5 | 10.8 | 11.8 | 12.8 | 14.0 | 15.4 | 16.9 | 18.6 |
| 96.0 | 10.9 | 11.9 | 12.9 | 14.1 | 15.5 | 17.0 | 18.8 |
| 96.5 | 11.0 | 12.0 | 13.1 | 14.3 | 15.6 | 17.2 | 19.0 |
| 97.0 | 11.1 | 12.1 | 13.2 | 14.4 | 15.8 | 17.4 | 19.2 |
| 97.5 | 11.2 | 12.2 | 13.3 | 14.5 | 15.9 | 17.5 | 19.3 |
| 98.0 | 11.3 | 12.3 | 13.4 | 14.7 | 16.1 | 17.7 | 19.5 |
| 98.5 | 11.4 | 12.4 | 13.5 | 14.8 | 16.2 | 17.9 | 19.7 |
| 99.0 | 11.5 | 12.5 | 13.7 | 14.9 | 16.4 | 18.0 | 19.9 |
| 99.5 | 11.6 | 12.7 | 13.8 | 15.1 | 16.5 | 18.2 | 20.1 |
| 100.0 | 11.7 | 12.8 | 13.9 | 15.2 | 16.7 | 18.4 | 20.3 |
| 100.5 | 11.9 | 12.9 | 14.1 | 15.4 | 16.9 | 18.6 | 20.5 |

续表

| 身高（cm） | 体重（kg） | | | | | | |
|---|---|---|---|---|---|---|---|
| | −3SD | −2SD | −1SD | 中位数 | +1SD | +2SD | +3SD |
| 101.0 | 12.0 | 13.0 | 14.2 | 15.5 | 17.0 | 18.7 | 20.7 |
| 101.5 | 12.1 | 13.1 | 14.3 | 15.7 | 17.2 | 18.9 | 20.9 |
| 102.0 | 12.2 | 13.3 | 14.5 | 15.8 | 17.4 | 19.1 | 21.1 |
| 102.5 | 12.3 | 13.4 | 14.6 | 16.0 | 17.5 | 19.3 | 21.4 |
| 103.0 | 12.4 | 13.5 | 14.7 | 16.1 | 17.7 | 19.5 | 21.6 |
| 103.5 | 12.5 | 13.6 | 14.9 | 16.3 | 17.9 | 19.7 | 21.8 |
| 104.0 | 12.6 | 13.8 | 15.0 | 16.4 | 18.1 | 19.9 | 22.0 |
| 104.5 | 12.8 | 13.9 | 15.2 | 16.6 | 18.2 | 20.1 | 22.3 |
| 105.0 | 12.9 | 14.0 | 15.3 | 16.8 | 18.4 | 20.3 | 22.5 |
| 105.5 | 13.0 | 14.2 | 15.5 | 16.9 | 18.6 | 20.5 | 22.7 |
| 106.0 | 13.1 | 14.3 | 15.6 | 17.1 | 18.8 | 20.8 | 23.0 |
| 106.5 | 13.3 | 14.5 | 15.8 | 17.3 | 19.0 | 21.0 | 23.2 |
| 107.0 | 13.4 | 14.6 | 15.9 | 17.5 | 19.2 | 21.2 | 23.5 |
| 107.5 | 13.5 | 14.7 | 16.1 | 17.7 | 19.4 | 21.4 | 23.7 |
| 108.0 | 13.7 | 14.9 | 16.3 | 17.8 | 19.6 | 21.7 | 24.0 |
| 108.5 | 13.8 | 15.0 | 16.4 | 18.0 | 19.8 | 21.9 | 24.3 |
| 109.0 | 13.9 | 15.2 | 16.6 | 18.2 | 20.0 | 22.1 | 24.5 |
| 109.5 | 14.1 | 15.4 | 16.8 | 18.4 | 20.3 | 22.4 | 24.8 |
| 110.0 | 14.2 | 15.5 | 17.0 | 18.6 | 20.5 | 22.6 | 25.1 |
| 110.5 | 14.4 | 15.7 | 17.1 | 18.8 | 20.7 | 22.9 | 25.4 |
| 111.0 | 14.5 | 15.8 | 17.3 | 19.0 | 20.9 | 23.1 | 25.7 |
| 111.5 | 14.7 | 16.0 | 17.5 | 19.2 | 21.2 | 23.4 | 26.0 |
| 112.0 | 14.8 | 16.2 | 17.7 | 19.4 | 21.4 | 23.6 | 26.2 |
| 112.5 | 15.0 | 16.3 | 17.9 | 19.6 | 21.6 | 23.9 | 26.5 |
| 113.0 | 15.1 | 16.5 | 18.0 | 19.8 | 21.8 | 24.2 | 26.8 |
| 113.5 | 15.3 | 16.7 | 18.2 | 20.0 | 22.1 | 24.4 | 27.1 |
| 114.0 | 15.4 | 16.8 | 18.4 | 20.2 | 22.3 | 24.7 | 27.4 |
| 114.5 | 15.6 | 17.0 | 18.6 | 20.5 | 22.6 | 25.0 | 27.8 |
| 115.0 | 15.7 | 17.2 | 18.8 | 20.7 | 22.8 | 25.2 | 28.1 |
| 115.5 | 15.9 | 17.3 | 19.0 | 20.9 | 23.0 | 25.5 | 28.4 |
| 116.0 | 16.0 | 17.5 | 19.2 | 21.1 | 23.3 | 25.8 | 28.7 |
| 116.5 | 16.2 | 17.7 | 19.4 | 21.3 | 23.5 | 26.1 | 29.0 |
| 117.0 | 16.3 | 17.8 | 19.6 | 21.5 | 23.8 | 26.3 | 29.3 |
| 117.5 | 16.5 | 18.0 | 19.8 | 21.7 | 24.0 | 26.6 | 29.6 |
| 118.0 | 16.6 | 18.2 | 19.9 | 22.0 | 24.2 | 26.9 | 29.9 |
| 118.5 | 16.8 | 18.4 | 20.1 | 22.2 | 24.5 | 27.2 | 30.3 |

续表

| 身高（cm） | 体重（kg） | | | | | | |
|---|---|---|---|---|---|---|---|
| | −3SD | −2SD | −1SD | 中位数 | +1SD | +2SD | +3SD |
| 119.0 | 16.9 | 18.5 | 20.3 | 22.4 | 24.7 | 27.4 | 30.6 |
| 119.5 | 17.1 | 18.7 | 20.5 | 22.6 | 25.0 | 27.7 | 30.9 |
| 120.0 | 17.3 | 18.9 | 20.7 | 22.8 | 25.2 | 28.0 | 31.2 |
| 120.5 | 16.4 | 18.3 | 20.1 | 22.0 | 24.7 | 27.3 | 29.9 |
| 121.0 | 16.5 | 18.4 | 20.3 | 22.2 | 24.9 | 27.6 | 30.3 |
| 121.5 | 16.7 | 18.6 | 20.5 | 22.5 | 25.2 | 27.9 | 30.7 |
| 122.0 | 16.8 | 18.8 | 20.7 | 22.7 | 25.5 | 28.3 | 31.1 |
| 122.5 | 17.0 | 19.0 | 20.9 | 22.9 | 25.8 | 28.6 | 31.5 |
| 123.0 | 17.1 | 19.1 | 21.1 | 23.1 | 26.1 | 29.0 | 31.9 |
| 123.5 | 17.3 | 19.3 | 21.3 | 23.4 | 26.4 | 29.3 | 32.3 |
| 124.0 | 17.4 | 19.5 | 21.6 | 23.6 | 26.7 | 29.7 | 32.8 |
| 124.5 | 17.6 | 19.7 | 21.8 | 23.9 | 27.0 | 30.1 | 33.2 |
| 125.0 | 17.8 | 19.9 | 22.0 | 24.1 | 27.3 | 30.5 | 33.7 |
| 125.5 | 17.9 | 20.1 | 22.2 | 24.3 | 27.6 | 30.9 | 34.2 |
| 126.0 | 18.1 | 20.2 | 22.4 | 24.6 | 28.0 | 31.3 | 34.7 |
| 126.5 | 18.2 | 20.4 | 22.7 | 24.9 | 28.3 | 31.7 | 35.2 |
| 127.0 | 18.4 | 20.6 | 22.9 | 25.1 | 28.6 | 32.2 | 35.7 |
| 127.5 | 18.6 | 20.8 | 23.1 | 25.4 | 29.0 | 32.6 | 36.2 |
| 128.0 | 18.7 | 21.0 | 23.3 | 25.7 | 29.4 | 33.1 | 36.8 |
| 128.5 | 18.9 | 21.2 | 23.6 | 25.9 | 29.7 | 33.6 | 37.4 |
| 129.0 | 19.0 | 21.4 | 23.8 | 26.2 | 30.1 | 34.0 | 37.9 |
| 129.5 | 19.2 | 21.6 | 24.1 | 26.5 | 30.5 | 34.5 | 38.6 |
| 130.0 | 19.4 | 21.8 | 24.3 | 26.8 | 30.9 | 35.1 | 39.2 |
| 130.5 | 19.5 | 22.1 | 24.6 | 27.1 | 31.3 | 35.6 | 39.8 |
| 131.0 | 19.7 | 22.3 | 24.8 | 27.4 | 31.8 | 36.1 | 40.5 |
| 131.5 | 19.9 | 22.5 | 25.1 | 27.7 | 32.2 | 36.7 | 41.1 |
| 132.0 | 20.0 | 22.7 | 25.4 | 28.0 | 32.6 | 37.2 | 41.8 |
| 132.5 | 20.2 | 22.9 | 25.6 | 28.4 | 33.1 | 37.8 | 42.6 |
| 133.0 | 20.4 | 23.1 | 25.9 | 28.7 | 33.6 | 38.4 | 43.3 |
| 133.5 | 20.5 | 23.4 | 26.2 | 29.0 | 34.0 | 39.0 | 44.0 |
| 134.0 | 20.7 | 23.6 | 26.5 | 29.4 | 34.5 | 39.7 | 44.8 |
| 134.5 | 20.8 | 23.8 | 26.8 | 29.7 | 35.0 | 40.3 | 45.6 |
| 135.0 | 21.0 | 24.0 | 27.0 | 30.1 | 35.5 | 41.0 | 46.4 |
| 135.5 | 21.2 | 24.3 | 27.3 | 30.4 | 36.0 | 41.6 | 47.2 |
| 136.0 | 21.3 | 24.5 | 27.6 | 30.8 | 36.5 | 42.3 | 48.1 |
| 136.5 | 21.5 | 24.7 | 27.9 | 31.1 | 37.1 | 43.0 | 49.0 |
| 137.0 | 21.7 | 25.0 | 28.2 | 31.5 | 37.6 | 43.7 | 49.9 |

### 0～2岁男童身长／年龄、体重／年龄标准差数值表

| 年龄 | | 身长（cm） | | | | | | | 体重（kg） | | | | | | |
|---|---|---|---|---|---|---|---|---|---|---|---|---|---|---|---|
| 岁 | 月 | −3SD | −2SD | −1SD | 中位数 | +1SD | +2SD | +3SD | −3SD | −2SD | −1SD | 中位数 | +1SD | +2SD | +3SD |
| 0 | 0 | 44.2 | 46.1 | 48.0 | 49.9 | 51.8 | 53.7 | 55.6 | 2.1 | 2.5 | 2.9 | 3.3 | 3.9 | 4.4 | 5.0 |
| | 1 | 48.9 | 50.8 | 52.8 | 54.7 | 56.7 | 58.6 | 60.6 | 2.9 | 3.4 | 3.9 | 4.5 | 5.1 | 5.8 | 6.6 |
| | 2 | 52.4 | 54.4 | 56.4 | 58.4 | 60.4 | 62.4 | 64.4 | 3.8 | 4.3 | 4.9 | 5.6 | 6.3 | 7.1 | 8.0 |
| | 3 | 55.3 | 57.3 | 59.4 | 61.4 | 63.5 | 65.5 | 67.6 | 4.4 | 5.0 | 5.7 | 6.4 | 7.2 | 8.0 | 9.0 |
| | 4 | 57.6 | 59.7 | 61.8 | 63.9 | 66.0 | 68.0 | 70.1 | 4.9 | 5.6 | 6.2 | 7.0 | 7.8 | 8.7 | 9.7 |
| | 5 | 59.6 | 61.7 | 63.8 | 65.9 | 68.0 | 70.1 | 72.2 | 5.3 | 6.0 | 6.7 | 7.5 | 8.4 | 9.3 | 10.4 |
| 0 | 6 | 61.2 | 63.3 | 65.5 | 67.6 | 69.8 | 71.9 | 74.0 | 5.7 | 6.4 | 7.1 | 7.9 | 8.8 | 9.8 | 10.9 |
| | 7 | 62.7 | 64.8 | 67.0 | 69.2 | 71.3 | 73.5 | 75.7 | 5.9 | 6.7 | 7.4 | 8.3 | 9.2 | 10.3 | 11.4 |
| | 8 | 64.0 | 66.2 | 68.4 | 70.6 | 72.8 | 75.0 | 77.2 | 6.2 | 6.9 | 7.7 | 8.6 | 9.6 | 10.7 | 11.9 |
| | 9 | 65.2 | 67.5 | 69.7 | 72.0 | 74.2 | 76.5 | 78.7 | 6.4 | 7.1 | 8.0 | 8.9 | 9.9 | 11.0 | 12.3 |
| | 10 | 66.4 | 68.7 | 71.0 | 73.3 | 75.6 | 77.9 | 80.1 | 6.6 | 7.4 | 8.2 | 9.2 | 10.2 | 11.4 | 12.7 |
| | 11 | 67.6 | 69.9 | 72.2 | 74.5 | 76.9 | 79.2 | 81.5 | 6.8 | 7.6 | 8.4 | 9.4 | 10.5 | 11.7 | 13.0 |
| 1 | 0 | 68.6 | 71.0 | 73.4 | 75.7 | 78.1 | 80.5 | 82.9 | 6.9 | 7.7 | 8.6 | 9.6 | 10.8 | 12.0 | 13.3 |
| | 1 | 69.6 | 72.1 | 74.5 | 76.9 | 79.3 | 81.8 | 84.2 | 7.1 | 7.9 | 8.8 | 9.9 | 11.0 | 12.3 | 13.7 |
| | 2 | 70.6 | 73.1 | 75.6 | 78.0 | 80.5 | 83.0 | 85.5 | 7.2 | 8.1 | 9.0 | 10.1 | 11.3 | 12.6 | 14.0 |
| | 3 | 71.6 | 74.1 | 76.6 | 79.1 | 81.7 | 84.2 | 86.7 | 7.4 | 8.3 | 9.2 | 10.3 | 11.5 | 12.8 | 14.3 |
| | 4 | 72.5 | 75.0 | 77.6 | 80.2 | 82.8 | 85.4 | 88.0 | 7.5 | 8.4 | 9.4 | 10.5 | 11.7 | 13.1 | 14.6 |
| | 5 | 73.3 | 76.0 | 78.6 | 81.2 | 83.9 | 86.5 | 89.2 | 7.7 | 8.6 | 9.6 | 10.7 | 12.0 | 13.4 | 14.9 |
| 1 | 6 | 74.2 | 76.9 | 79.6 | 82.3 | 85.0 | 87.7 | 90.4 | 7.8 | 8.8 | 9.8 | 10.9 | 12.2 | 13.7 | 15.3 |
| | 7 | 75.0 | 77.7 | 80.5 | 83.2 | 86.0 | 88.8 | 91.5 | 8.0 | 8.9 | 10.0 | 11.1 | 12.5 | 13.9 | 15.6 |
| | 8 | 75.8 | 78.6 | 81.4 | 84.2 | 87.0 | 89.8 | 92.6 | 8.1 | 9.1 | 10.1 | 11.3 | 12.7 | 14.2 | 15.9 |
| | 9 | 76.5 | 79.4 | 82.3 | 85.1 | 88.0 | 90.9 | 93.8 | 8.2 | 9.2 | 10.3 | 11.5 | 12.9 | 14.5 | 16.2 |
| | 10 | 77.2 | 80.2 | 83.1 | 86.0 | 89.0 | 91.9 | 94.9 | 8.4 | 9.4 | 10.5 | 11.8 | 13.2 | 14.7 | 16.5 |
| | 11 | 78.0 | 81.0 | 83.9 | 86.9 | 89.9 | 92.9 | 95.9 | 8.5 | 9.5 | 10.7 | 12.0 | 13.4 | 15.0 | 16.8 |
| 2 | 0 | 78.7 | 81.7 | 84.8 | 87.8 | 90.9 | 93.9 | 97.0 | 8.6 | 9.7 | 10.8 | 12.2 | 13.6 | 15.3 | 17.1 |

## 2～7岁男童身高／年龄、体重／年龄标准差数值表

| 年龄 | | 身长（cm） | | | | | | | 体重（kg） | | | | | | |
|---|---|---|---|---|---|---|---|---|---|---|---|---|---|---|---|
| 岁 | 月 | −3SD | −2SD | −1SD | 中位数 | +1SD | +2SD | +3SD | −3SD | −2SD | −1SD | 中位数 | +1SD | +2SD | +3SD |
| 2 | 0 | 78.0 | 81.0 | 84.1 | 87.1 | 90.2 | 93.2 | 96.3 | 8.6 | 9.7 | 10.8 | 12.2 | 13.6 | 15.3 | 17.1 |
| | 1 | 78.6 | 81.7 | 84.9 | 88.0 | 91.1 | 94.2 | 97.3 | 8.8 | 9.8 | 11.0 | 12.4 | 13.9 | 15.5 | 17.5 |
| | 2 | 79.3 | 82.5 | 85.6 | 88.8 | 92.0 | 95.2 | 98.3 | 8.9 | 10.0 | 11.2 | 12.5 | 14.1 | 15.8 | 17.8 |
| | 3 | 79.9 | 83.1 | 86.4 | 89.6 | 92.9 | 96.1 | 99.3 | 9.0 | 10.1 | 11.3 | 12.7 | 14.3 | 16.1 | 18.1 |
| | 4 | 80.5 | 83.8 | 87.1 | 90.4 | 93.7 | 97.0 | 100.3 | 9.1 | 10.2 | 11.5 | 12.9 | 14.5 | 16.3 | 18.4 |
| | 5 | 81.1 | 84.5 | 87.8 | 91.2 | 94.5 | 97.9 | 101.2 | 9.2 | 10.4 | 11.7 | 13.1 | 14.8 | 16.6 | 18.7 |
| 2 | 6 | 81.7 | 85.1 | 88.5 | 91.9 | 95.3 | 98.7 | 102.1 | 9.4 | 10.5 | 11.8 | 13.3 | 15.0 | 16.9 | 19.0 |
| | 7 | 82.3 | 85.7 | 89.2 | 92.7 | 96.1 | 99.6 | 103.0 | 9.5 | 10.7 | 12.0 | 13.5 | 15.2 | 17.1 | 19.3 |
| | 8 | 82.8 | 86.4 | 89.9 | 93.4 | 96.9 | 100.4 | 103.9 | 9.6 | 10.8 | 12.1 | 13.7 | 15.4 | 17.4 | 19.6 |
| | 9 | 83.4 | 86.9 | 90.5 | 94.1 | 97.6 | 101.2 | 104.8 | 9.7 | 10.9 | 12.3 | 13.8 | 15.6 | 17.6 | 19.9 |
| | 10 | 83.9 | 87.5 | 91.1 | 94.8 | 98.4 | 102.0 | 105.6 | 9.8 | 11.0 | 12.4 | 14.0 | 15.8 | 17.8 | 20.2 |
| | 11 | 84.4 | 88.1 | 91.8 | 95.4 | 99.1 | 102.7 | 106.4 | 9.9 | 11.2 | 12.6 | 14.2 | 16.0 | 18.1 | 20.4 |
| 3 | 0 | 85.0 | 88.7 | 92.4 | 96.1 | 99.8 | 103.5 | 107.2 | 10.0 | 11.3 | 12.7 | 14.3 | 16.2 | 18.3 | 20.7 |
| | 1 | 85.5 | 89.2 | 93.0 | 96.7 | 100.5 | 104.2 | 108.0 | 10.1 | 11.4 | 12.9 | 14.5 | 16.4 | 18.6 | 21.0 |
| | 2 | 86.0 | 89.8 | 93.6 | 97.4 | 101.2 | 105.0 | 108.8 | 10.2 | 11.5 | 13.0 | 14.7 | 16.6 | 18.8 | 21.3 |
| | 3 | 86.5 | 90.3 | 94.2 | 98.0 | 101.8 | 105.7 | 109.5 | 10.3 | 11.6 | 13.1 | 14.8 | 16.8 | 19.0 | 21.6 |
| | 4 | 87.0 | 90.9 | 94.7 | 98.6 | 102.5 | 106.4 | 110.3 | 10.4 | 11.8 | 13.3 | 15.0 | 17.0 | 19.3 | 21.9 |
| | 5 | 87.5 | 91.4 | 95.3 | 99.2 | 103.2 | 107.1 | 111.0 | 10.5 | 11.9 | 13.4 | 15.2 | 17.2 | 19.5 | 22.1 |
| 3 | 6 | 88.0 | 91.9 | 95.9 | 99.9 | 103.8 | 107.8 | 111.7 | 10.6 | 12.0 | 13.6 | 15.3 | 17.4 | 19.7 | 22.4 |
| | 7 | 88.4 | 92.4 | 96.4 | 100.4 | 104.5 | 108.5 | 112.5 | 10.7 | 12.1 | 13.7 | 15.5 | 17.6 | 20.0 | 22.7 |
| | 8 | 88.9 | 93.0 | 97.0 | 101.0 | 105.1 | 109.1 | 113.2 | 10.8 | 12.2 | 13.8 | 15.7 | 17.8 | 20.2 | 23.0 |
| | 9 | 89.4 | 93.5 | 97.5 | 101.6 | 105.7 | 109.8 | 113.9 | 10.9 | 12.4 | 14.0 | 15.8 | 18.0 | 20.5 | 23.3 |
| | 10 | 89.8 | 94.0 | 98.1 | 102.2 | 106.3 | 110.4 | 114.6 | 11.0 | 12.5 | 14.1 | 16.0 | 18.2 | 20.7 | 23.6 |
| | 11 | 90.3 | 94.4 | 98.6 | 102.8 | 106.9 | 111.1 | 115.2 | 11.1 | 12.6 | 14.3 | 16.2 | 18.4 | 20.9 | 23.9 |
| 4 | 0 | 90.7 | 94.9 | 99.1 | 103.3 | 107.5 | 111.7 | 115.9 | 11.2 | 12.7 | 14.4 | 16.3 | 18.6 | 21.2 | 24.2 |
| | 1 | 91.2 | 95.4 | 99.7 | 103.9 | 108.1 | 112.4 | 116.6 | 11.3 | 12.8 | 14.5 | 16.5 | 18.8 | 21.4 | 24.5 |
| | 2 | 91.6 | 95.9 | 100.2 | 104.4 | 108.7 | 113.0 | 117.3 | 11.4 | 12.9 | 14.7 | 16.7 | 19.0 | 21.7 | 24.8 |
| | 3 | 92.1 | 96.4 | 100.7 | 105.0 | 109.3 | 113.6 | 117.9 | 11.5 | 13.1 | 14.8 | 16.8 | 19.2 | 21.9 | 25.1 |
| | 4 | 92.5 | 96.9 | 101.2 | 105.6 | 109.9 | 114.2 | 118.6 | 11.6 | 13.2 | 15.0 | 17.0 | 19.4 | 22.2 | 25.4 |
| | 5 | 93.0 | 97.4 | 101.7 | 106.1 | 110.5 | 114.9 | 119.2 | 11.7 | 13.3 | 15.1 | 17.2 | 19.6 | 22.4 | 25.7 |

| 年龄 | | 身长（cm） | | | | | | | 体重（kg） | | | | | | |
|---|---|---|---|---|---|---|---|---|---|---|---|---|---|---|---|
| 岁 | 月 | -3SD | -2SD | -1SD | 中位数 | +1SD | +2SD | +3SD | -3SD | -2SD | -1SD | 中位数 | +1SD | +2SD | +3SD |
| 4 | 6 | 93.4 | 97.8 | 102.3 | 106.7 | 111.1 | 115.5 | 119.9 | 11.8 | 13.4 | 15.2 | 17.3 | 19.8 | 22.7 | 26.0 |
|  | 7 | 93.9 | 98.3 | 102.8 | 107.2 | 111.7 | 116.1 | 120.6 | 11.9 | 13.5 | 15.4 | 17.5 | 20.0 | 22.9 | 26.3 |
|  | 8 | 94.3 | 98.8 | 103.3 | 107.8 | 112.3 | 116.7 | 121.2 | 12.0 | 13.6 | 15.5 | 17.7 | 20.2 | 23.2 | 26.6 |
|  | 9 | 94.7 | 99.3 | 103.8 | 108.3 | 112.8 | 117.4 | 121.9 | 12.1 | 13.7 | 15.6 | 17.8 | 20.4 | 23.4 | 26.9 |
|  | 10 | 95.2 | 99.7 | 104.3 | 108.9 | 113.4 | 118.0 | 122.6 | 12.2 | 13.8 | 15.8 | 18.0 | 20.6 | 23.7 | 27.2 |
|  | 11 | 95.6 | 100.2 | 104.8 | 109.4 | 114.0 | 118.6 | 123.2 | 12.3 | 14.0 | 15.9 | 18.2 | 20.8 | 23.9 | 27.6 |
| 5 | 0 | 96.1 | 100.7 | 105.3 | 110.0 | 114.6 | 119.2 | 123.9 | 12.4 | 14.1 | 16.0 | 18.3 | 21.0 | 24.2 | 27.9 |
|  | 1 | 96.5 | 101.1 | 105.7 | 110.3 | 114.9 | 119.4 | 124.0 | 12.7 | 14.4 | 16.3 | 18.5 | 21.1 | 24.2 | 27.8 |
|  | 2 | 96.9 | 101.6 | 106.2 | 110.8 | 115.4 | 120.0 | 124.7 | 12.8 | 14.5 | 16.4 | 18.7 | 21.3 | 24.4 | 28.1 |
|  | 3 | 97.4 | 102.0 | 106.7 | 111.3 | 116.0 | 120.6 | 125.3 | 13.0 | 14.6 | 16.6 | 18.9 | 21.5 | 24.7 | 28.4 |
|  | 4 | 97.8 | 102.5 | 107.2 | 111.9 | 116.5 | 121.2 | 125.9 | 13.1 | 14.8 | 16.7 | 19.0 | 21.7 | 24.9 | 28.8 |
|  | 5 | 98.2 | 103.0 | 107.7 | 112.4 | 117.1 | 121.8 | 126.5 | 13.2 | 14.9 | 16.9 | 19.2 | 22.0 | 25.2 | 29.1 |
| 5 | 6 | 98.7 | 103.4 | 108.2 | 112.9 | 117.7 | 122.4 | 127.1 | 13.3 | 15.0 | 17.0 | 19.4 | 22.2 | 25.5 | 29.4 |
|  | 7 | 99.1 | 103.9 | 108.7 | 113.4 | 118.2 | 123.0 | 127.8 | 13.4 | 15.2 | 17.2 | 19.6 | 22.4 | 25.7 | 29.8 |
|  | 8 | 99.5 | 104.3 | 109.1 | 113.9 | 118.7 | 123.6 | 128.4 | 13.6 | 15.3 | 17.4 | 19.8 | 22.6 | 26.0 | 30.1 |
|  | 9 | 99.9 | 104.8 | 109.6 | 114.5 | 119.3 | 124.1 | 129.0 | 13.7 | 15.4 | 17.5 | 19.9 | 22.8 | 26.3 | 30.4 |
|  | 10 | 100.4 | 105.2 | 110.1 | 115.0 | 119.8 | 124.7 | 129.6 | 13.8 | 15.6 | 17.7 | 20.1 | 23.1 | 26.6 | 30.8 |
|  | 11 | 100.8 | 105.7 | 110.6 | 115.5 | 120.4 | 125.2 | 130.1 | 13.9 | 15.7 | 17.8 | 20.3 | 23.3 | 26.8 | 31.2 |
| 6 | 0 | 101.2 | 106.1 | 111.0 | 116.0 | 120.9 | 125.8 | 130.7 | 14.1 | 15.9 | 18.0 | 20.5 | 23.5 | 27.1 | 31.5 |
|  | 1 | 101.6 | 106.5 | 111.5 | 116.4 | 121.4 | 126.4 | 131.3 | 14.2 | 16.0 | 18.2 | 20.7 | 23.7 | 27.4 | 31.9 |
|  | 2 | 102.0 | 107.0 | 111.9 | 116.9 | 121.9 | 126.9 | 131.9 | 14.3 | 16.2 | 18.3 | 20.9 | 24.0 | 27.7 | 32.2 |
|  | 3 | 102.4 | 107.4 | 112.4 | 117.4 | 122.4 | 127.5 | 132.5 | 14.5 | 16.3 | 18.5 | 21.1 | 24.2 | 28.0 | 32.6 |
|  | 4 | 102.8 | 107.8 | 112.9 | 117.9 | 123.0 | 128.0 | 133.0 | 14.6 | 16.5 | 18.7 | 21.3 | 24.4 | 28.3 | 33.0 |
|  | 5 | 103.2 | 108.2 | 113.3 | 118.4 | 123.5 | 128.5 | 133.6 | 14.7 | 16.6 | 18.8 | 21.5 | 24.7 | 28.6 | 33.3 |
| 6 | 6 | 103.6 | 108.7 | 113.8 | 118.9 | 124.0 | 129.1 | 134.2 | 14.9 | 16.8 | 19.0 | 21.7 | 24.9 | 28.9 | 33.7 |
|  | 7 | 103.9 | 109.1 | 114.2 | 119.4 | 124.5 | 129.6 | 134.8 | 15.0 | 16.9 | 19.2 | 21.9 | 25.2 | 29.2 | 34.1 |
|  | 8 | 104.3 | 109.5 | 114.7 | 119.8 | 125.0 | 130.2 | 135.3 | 15.1 | 17.1 | 19.3 | 22.1 | 25.4 | 29.5 | 34.5 |
|  | 9 | 104.7 | 109.9 | 115.1 | 120.3 | 125.5 | 130.7 | 135.9 | 15.3 | 17.2 | 19.5 | 22.3 | 25.6 | 29.8 | 34.9 |
|  | 10 | 105.1 | 110.3 | 115.6 | 120.8 | 126.0 | 131.2 | 136.5 | 15.4 | 17.4 | 19.7 | 22.5 | 25.9 | 30.1 | 35.3 |
|  | 11 | 105.5 | 110.8 | 116.0 | 121.3 | 126.5 | 131.8 | 137.0 | 15.5 | 17.5 | 19.9 | 22.7 | 26.1 | 30.4 | 35.7 |
| 7 | 0 | 105.9 | 111.2 | 116.4 | 121.7 | 127.0 | 132.3 | 137.6 | 15.7 | 17.7 | 20.0 | 22.9 | 26.4 | 30.7 | 36.1 |

0～5岁男童头围／年龄标准差数值表

| 年龄 | | 头围（cm） | | | | | | |
|---|---|---|---|---|---|---|---|---|
| 岁 | 月 | −3SD | −2SD | −1SD | 中位数 | +1SD | +2SD | +3SD |
| 0 | 0 | 30.7 | 31.9 | 33.2 | 34.5 | 35.7 | 37.0 | 38.3 |
| | 1 | 33.8 | 34.9 | 36.1 | 37.3 | 38.4 | 39.6 | 40.8 |
| | 2 | 35.6 | 36.8 | 38.0 | 39.1 | 40.3 | 41.5 | 42.6 |
| | 3 | 37.0 | 38.1 | 39.3 | 40.5 | 41.7 | 42.9 | 44.1 |
| | 4 | 38.0 | 39.2 | 40.4 | 41.6 | 42.8 | 44.0 | 45.2 |
| | 5 | 38.9 | 40.1 | 41.4 | 42.6 | 43.8 | 45.0 | 46.2 |
| 0 | 6 | 39.7 | 40.9 | 42.1 | 43.3 | 44.6 | 45.8 | 47.0 |
| | 7 | 40.3 | 41.5 | 42.7 | 44.0 | 45.2 | 46.4 | 47.7 |
| | 8 | 40.8 | 42.0 | 43.3 | 44.5 | 45.8 | 47.0 | 48.3 |
| | 9 | 41.2 | 42.5 | 43.7 | 45.0 | 46.3 | 47.5 | 48.8 |
| | 10 | 41.6 | 42.9 | 44.1 | 45.4 | 46.6 | 47.9 | 49.2 |
| | 11 | 41.9 | 43.2 | 44.5 | 45.8 | 47.0 | 48.3 | 49.6 |
| 1 | 0 | 42.2 | 43.5 | 44.8 | 46.1 | 47.4 | 48.6 | 49.9 |
| | 1 | 42.5 | 43.8 | 45.0 | 46.3 | 47.6 | 48.9 | 50.2 |
| | 2 | 42.7 | 44.0 | 45.3 | 46.6 | 47.9 | 49.2 | 50.5 |
| | 3 | 42.9 | 44.2 | 45.5 | 46.8 | 48.1 | 49.4 | 50.7 |
| | 4 | 43.1 | 44.4 | 45.7 | 47.0 | 48.3 | 49.6 | 51.0 |
| | 5 | 43.2 | 44.6 | 45.9 | 47.2 | 48.5 | 49.8 | 51.2 |
| 1 | 6 | 43.4 | 44.7 | 46.0 | 47.4 | 48.7 | 50.0 | 51.4 |
| | 7 | 43.5 | 44.9 | 46.2 | 47.5 | 48.9 | 50.2 | 51.5 |
| | 8 | 43.7 | 45.0 | 46.4 | 47.7 | 49.0 | 50.4 | 51.7 |
| | 9 | 43.8 | 45.2 | 46.5 | 47.8 | 49.2 | 50.5 | 51.9 |
| | 10 | 43.9 | 45.3 | 46.6 | 48.0 | 49.3 | 50.7 | 52.0 |
| | 11 | 44.1 | 45.4 | 46.8 | 48.1 | 49.5 | 50.8 | 52.2 |
| 2 | 0 | 44.2 | 45.5 | 46.9 | 48.3 | 49.6 | 51.0 | 52.3 |
| | 1 | 44.3 | 45.6 | 47.0 | 48.4 | 49.7 | 51.1 | 52.5 |
| | 2 | 44.4 | 45.8 | 47.1 | 48.5 | 49.9 | 51.2 | 52.6 |
| | 3 | 44.5 | 45.9 | 47.2 | 48.6 | 50.0 | 51.4 | 52.7 |
| | 4 | 44.6 | 46.0 | 47.3 | 48.7 | 50.1 | 51.5 | 52.9 |
| | 5 | 44.7 | 46.1 | 47.4 | 48.8 | 50.2 | 51.6 | 53.0 |

续表

| 年龄 | | 头围（cm） | | | | | | |
|---|---|---|---|---|---|---|---|---|
| 岁 | 月 | −3SD | −2SD | −1SD | 中位数 | +1SD | +2SD | +3SD |
| 2 | 6 | 44.8 | 46.1 | 47.5 | 48.9 | 50.3 | 51.7 | 53.1 |
| | 7 | 44.8 | 46.2 | 47.6 | 49.0 | 50.4 | 51.8 | 53.2 |
| | 8 | 44.9 | 46.3 | 47.7 | 49.1 | 50.5 | 51.9 | 53.3 |
| | 9 | 45.0 | 46.4 | 47.8 | 49.2 | 50.6 | 52.0 | 53.4 |
| | 10 | 45.1 | 46.5 | 47.9 | 49.3 | 50.7 | 52.1 | 53.5 |
| | 11 | 45.1 | 46.6 | 48.0 | 49.4 | 50.8 | 52.2 | 53.6 |
| 3 | 0 | 45.2 | 46.6 | 48.0 | 49.5 | 50.9 | 52.3 | 53.7 |
| | 1 | 45.3 | 46.7 | 48.1 | 49.5 | 51.0 | 52.4 | 53.8 |
| | 2 | 45.3 | 46.8 | 48.2 | 49.6 | 51.0 | 52.5 | 53.9 |
| | 3 | 45.4 | 46.8 | 48.2 | 49.7 | 51.1 | 52.5 | 54.0 |
| | 4 | 45.4 | 46.9 | 48.3 | 49.7 | 51.2 | 52.6 | 54.1 |
| | 5 | 45.5 | 46.9 | 48.4 | 49.8 | 51.3 | 52.7 | 54.1 |
| 3 | 6 | 45.5 | 47.0 | 48.4 | 49.9 | 51.3 | 52.8 | 54.2 |
| | 7 | 45.6 | 47.0 | 48.5 | 49.9 | 51.4 | 52.8 | 54.3 |
| | 8 | 45.6 | 47.1 | 48.5 | 50.0 | 51.4 | 52.9 | 54.3 |
| | 9 | 45.7 | 47.1 | 48.6 | 50.1 | 51.5 | 53.0 | 54.4 |
| | 10 | 45.7 | 47.2 | 48.7 | 50.1 | 51.6 | 53.0 | 54.5 |
| | 11 | 45.8 | 47.2 | 48.7 | 50.2 | 51.6 | 53.1 | 54.5 |
| 4 | 0 | 45.8 | 47.3 | 48.7 | 50.2 | 51.7 | 53.1 | 54.6 |
| | 1 | 45.9 | 47.3 | 48.8 | 50.3 | 51.7 | 53.2 | 54.7 |
| | 2 | 45.9 | 47.4 | 48.8 | 50.3 | 51.8 | 53.2 | 54.7 |
| | 3 | 45.9 | 47.4 | 48.9 | 50.4 | 51.8 | 53.3 | 54.8 |
| | 4 | 46.0 | 47.5 | 48.9 | 50.4 | 51.9 | 53.4 | 54.8 |
| | 5 | 46.0 | 47.5 | 49.0 | 50.4 | 51.9 | 53.4 | 54.9 |
| 4 | 6 | 46.1 | 47.5 | 49.0 | 50.5 | 52.0 | 53.5 | 54.9 |
| | 7 | 46.1 | 47.6 | 49.1 | 50.5 | 52.0 | 53.5 | 55.0 |
| | 8 | 46.1 | 47.6 | 49.1 | 50.6 | 52.1 | 53.5 | 55.0 |
| | 9 | 46.2 | 47.6 | 49.1 | 50.6 | 52.1 | 53.6 | 55.1 |
| | 10 | 46.2 | 47.7 | 49.2 | 50.7 | 52.1 | 53.6 | 55.1 |
| | 11 | 46.2 | 47.7 | 49.2 | 50.7 | 52.2 | 53.7 | 55.2 |
| 5 | 0 | 46.3 | 47.7 | 49.2 | 50.7 | 52.2 | 53.7 | 55.2 |

男童体重 / 身长标准差数值表

| 身长（cm） | 体重（kg） | | | | | | |
|---|---|---|---|---|---|---|---|
| | −3SD | −2SD | −1SD | 中位数 | +1SD | +2SD | +3SD |
| 45.0 | 1.9 | 2.0 | 2.2 | 2.4 | 2.7 | 3.0 | 3.3 |
| 45.5 | 1.9 | 2.1 | 2.3 | 2.5 | 2.8 | 3.1 | 3.4 |
| 46.0 | 2.0 | 2.2 | 2.4 | 2.6 | 2.9 | 3.1 | 3.5 |
| 46.5 | 2.1 | 2.3 | 2.5 | 2.7 | 3.0 | 3.2 | 3.6 |
| 47.0 | 2.1 | 2.3 | 2.5 | 2.8 | 3.0 | 3.3 | 3.7 |
| 47.5 | 2.2 | 2.4 | 2.6 | 2.9 | 3.1 | 3.4 | 3.8 |
| 48.0 | 2.3 | 2.5 | 2.7 | 2.9 | 3.2 | 3.6 | 3.9 |
| 48.5 | 2.3 | 2.6 | 2.8 | 3.0 | 3.3 | 3.7 | 4.0 |
| 49.0 | 2.4 | 2.6 | 2.9 | 3.1 | 3.4 | 3.8 | 4.2 |
| 49.5 | 2.5 | 2.7 | 3.0 | 3.2 | 3.5 | 3.9 | 4.3 |
| 50.0 | 2.6 | 2.8 | 3.0 | 3.3 | 3.6 | 4.0 | 4.4 |
| 50.5 | 2.7 | 2.9 | 3.1 | 3.4 | 3.8 | 4.1 | 4.5 |
| 51.0 | 2.7 | 3.0 | 3.2 | 3.5 | 3.9 | 4.2 | 4.7 |
| 51.5 | 2.8 | 3.1 | 3.3 | 3.6 | 4.0 | 4.4 | 4.8 |
| 52.0 | 2.9 | 3.2 | 3.5 | 3.8 | 4.1 | 4.5 | 5.0 |
| 52.5 | 3.0 | 3.3 | 3.6 | 3.9 | 4.2 | 4.6 | 5.1 |
| 53.0 | 3.1 | 3.4 | 3.7 | 4.0 | 4.4 | 4.8 | 5.3 |
| 53.5 | 3.2 | 3.5 | 3.8 | 4.1 | 4.5 | 4.9 | 5.4 |
| 54.0 | 3.3 | 3.6 | 3.9 | 4.3 | 4.7 | 5.1 | 5.6 |
| 54.5 | 3.4 | 3.7 | 4.0 | 4.4 | 4.8 | 5.3 | 5.8 |
| 55.0 | 3.6 | 3.8 | 4.2 | 4.5 | 5.0 | 5.4 | 6.0 |
| 55.5 | 3.7 | 4.0 | 4.3 | 4.7 | 5.1 | 5.6 | 6.1 |
| 56.0 | 3.8 | 4.1 | 4.4 | 4.8 | 5.3 | 5.8 | 6.3 |
| 56.5 | 3.9 | 4.2 | 4.6 | 5.0 | 5.4 | 5.9 | 6.5 |
| 57.0 | 4.0 | 4.3 | 4.7 | 5.1 | 5.6 | 6.1 | 6.7 |
| 57.5 | 4.1 | 4.5 | 4.9 | 5.3 | 5.7 | 6.3 | 6.9 |
| 58.0 | 4.3 | 4.6 | 5.0 | 5.4 | 5.9 | 6.4 | 7.1 |
| 58.5 | 4.4 | 4.7 | 5.1 | 5.6 | 6.1 | 6.6 | 7.2 |
| 59.0 | 4.5 | 4.8 | 5.3 | 5.7 | 6.2 | 6.8 | 7.4 |
| 59.5 | 4.6 | 5.0 | 5.4 | 5.9 | 6.4 | 7.0 | 7.6 |
| 60.0 | 4.7 | 5.1 | 5.5 | 6.0 | 6.5 | 7.1 | 7.8 |
| 60.5 | 4.8 | 5.2 | 5.6 | 6.1 | 6.7 | 7.3 | 8.0 |
| 61.0 | 4.9 | 5.3 | 5.8 | 6.3 | 6.8 | 7.4 | 8.1 |

| 身长（cm） | 体重（kg） | | | | | | |
|---|---|---|---|---|---|---|---|
| | −3SD | −2SD | −1SD | 中位数 | +1SD | +2SD | +3SD |
| 61.5 | 5.0 | 5.4 | 5.9 | 6.4 | 7.0 | 7.6 | 8.3 |
| 62.0 | 5.1 | 5.6 | 6.0 | 6.5 | 7.1 | 7.7 | 8.5 |
| 62.5 | 5.2 | 5.7 | 6.1 | 6.7 | 7.2 | 7.9 | 8.6 |
| 63.0 | 5.3 | 5.8 | 6.2 | 6.8 | 7.4 | 8.0 | 8.8 |
| 63.5 | 5.4 | 5.9 | 6.4 | 6.9 | 7.5 | 8.2 | 8.9 |
| 64.0 | 5.5 | 6.0 | 6.5 | 7.0 | 7.6 | 8.3 | 9.1 |
| 64.5 | 5.6 | 6.1 | 6.6 | 7.1 | 7.8 | 8.5 | 9.3 |
| 65.0 | 5.7 | 6.2 | 6.7 | 7.3 | 7.9 | 8.6 | 9.4 |
| 65.5 | 5.8 | 6.3 | 6.8 | 7.4 | 8.0 | 8.7 | 9.6 |
| 66.0 | 5.9 | 6.4 | 6.9 | 7.5 | 8.2 | 8.9 | 9.7 |
| 66.5 | 6.0 | 6.5 | 7.0 | 7.6 | 8.3 | 9.0 | 9.9 |
| 67.0 | 6.1 | 6.6 | 7.1 | 7.7 | 8.4 | 9.2 | 10.0 |
| 67.5 | 6.2 | 6.7 | 7.2 | 7.9 | 8.5 | 9.3 | 10.2 |
| 68.0 | 6.3 | 6.8 | 7.3 | 8.0 | 8.7 | 9.4 | 10.3 |
| 68.5 | 6.4 | 6.9 | 7.5 | 8.1 | 8.8 | 9.6 | 10.5 |
| 69.0 | 6.5 | 7.0 | 7.6 | 8.2 | 8.9 | 9.7 | 10.6 |
| 69.5 | 6.6 | 7.1 | 7.7 | 8.3 | 9.0 | 9.8 | 10.8 |
| 70.0 | 6.6 | 7.2 | 7.8 | 8.4 | 9.2 | 10.0 | 10.9 |
| 70.5 | 6.7 | 7.3 | 7.9 | 8.5 | 9.3 | 10.1 | 11.1 |
| 71.0 | 6.8 | 7.4 | 8.0 | 8.6 | 9.4 | 10.2 | 11.2 |
| 71.5 | 6.9 | 7.5 | 8.1 | 8.8 | 9.5 | 10.4 | 11.3 |
| 72.0 | 7.0 | 7.6 | 8.2 | 8.9 | 9.6 | 10.5 | 11.5 |
| 72.5 | 7.1 | 7.6 | 8.3 | 9.0 | 9.8 | 10.6 | 11.6 |
| 73.0 | 7.2 | 7.7 | 8.4 | 9.1 | 9.9 | 10.8 | 11.8 |
| 73.5 | 7.2 | 7.8 | 8.5 | 9.2 | 10.0 | 10.9 | 11.9 |
| 74.0 | 7.3 | 7.9 | 8.6 | 9.3 | 10.1 | 11.0 | 12.1 |
| 74.5 | 7.4 | 8.0 | 8.7 | 9.4 | 10.2 | 11.2 | 12.2 |
| 75.0 | 7.5 | 8.1 | 8.8 | 9.5 | 10.3 | 11.3 | 12.3 |
| 75.5 | 7.6 | 8.2 | 8.8 | 9.6 | 10.4 | 11.4 | 12.5 |
| 76.0 | 7.6 | 8.3 | 8.9 | 9.7 | 10.6 | 11.5 | 12.6 |
| 76.5 | 7.7 | 8.3 | 9.0 | 9.8 | 10.7 | 11.6 | 12.7 |
| 77.0 | 7.8 | 8.4 | 9.1 | 9.9 | 10.8 | 11.7 | 12.8 |
| 77.5 | 7.9 | 8.5 | 9.2 | 10.0 | 10.9 | 11.9 | 13.0 |

| 身长（cm） | 体重（kg） | | | | | | |
|---|---|---|---|---|---|---|---|
| | −3SD | −2SD | −1SD | 中位数 | +1SD | +2SD | +3SD |
| 78.0 | 7.9 | 8.6 | 9.3 | 10.1 | 11.0 | 12.0 | 13.1 |
| 78.5 | 8.0 | 8.7 | 9.4 | 10.2 | 11.1 | 12.1 | 13.2 |
| 79.0 | 8.1 | 8.7 | 9.5 | 10.3 | 11.2 | 12.2 | 13.3 |
| 79.5 | 8.2 | 8.8 | 9.5 | 10.4 | 11.3 | 12.3 | 13.4 |
| 80.0 | 8.2 | 8.9 | 9.6 | 10.4 | 11.4 | 12.4 | 13.6 |
| 80.5 | 8.3 | 9.0 | 9.7 | 10.5 | 11.5 | 12.5 | 13.7 |
| 81.0 | 8.4 | 9.1 | 9.8 | 10.6 | 11.6 | 12.6 | 13.8 |
| 81.5 | 8.5 | 9.1 | 9.9 | 10.7 | 11.7 | 12.7 | 13.9 |
| 82.0 | 8.5 | 9.2 | 10.0 | 10.8 | 11.8 | 12.8 | 14.0 |
| 82.5 | 8.6 | 9.3 | 10.1 | 10.9 | 11.9 | 13.0 | 14.2 |
| 83.0 | 8.7 | 9.4 | 10.2 | 11.0 | 12.0 | 13.1 | 14.3 |
| 83.5 | 8.8 | 9.5 | 10.3 | 11.2 | 12.1 | 13.2 | 14.4 |
| 84.0 | 8.9 | 9.6 | 10.4 | 11.3 | 12.2 | 13.3 | 14.6 |
| 84.5 | 9.0 | 9.7 | 10.5 | 11.4 | 12.4 | 13.5 | 14.7 |
| 85.0 | 9.1 | 9.8 | 10.6 | 11.5 | 12.5 | 13.6 | 14.9 |
| 85.5 | 9.2 | 9.9 | 10.7 | 11.6 | 12.6 | 13.7 | 15.0 |
| 86.0 | 9.3 | 10.0 | 10.8 | 11.7 | 12.8 | 13.9 | 15.2 |
| 86.5 | 9.4 | 10.1 | 11.0 | 11.9 | 12.9 | 14.0 | 15.3 |
| 87.0 | 9.5 | 10.2 | 11.1 | 12.0 | 13.0 | 14.2 | 15.5 |
| 87.5 | 9.6 | 10.4 | 11.2 | 12.1 | 13.2 | 14.3 | 15.6 |
| 88.0 | 9.7 | 10.5 | 11.3 | 12.2 | 13.3 | 14.5 | 15.8 |
| 88.5 | 9.8 | 10.6 | 11.4 | 12.4 | 13.4 | 14.6 | 15.9 |
| 89.0 | 9.9 | 10.7 | 11.5 | 12.5 | 13.5 | 14.7 | 16.1 |
| 89.5 | 10.0 | 10.8 | 11.6 | 12.6 | 13.7 | 14.9 | 16.2 |
| 90.0 | 10.1 | 10.9 | 11.8 | 12.7 | 13.8 | 15.0 | 16.4 |
| 90.5 | 10.2 | 11.0 | 11.9 | 12.8 | 13.9 | 15.1 | 16.5 |
| 91.0 | 10.3 | 11.1 | 12.0 | 13.0 | 14.1 | 15.3 | 16.7 |
| 91.5 | 10.4 | 11.2 | 12.1 | 13.1 | 14.2 | 15.4 | 16.8 |
| 92.0 | 10.5 | 11.3 | 12.2 | 13.2 | 14.3 | 15.6 | 17.0 |
| 92.5 | 10.6 | 11.4 | 12.3 | 13.3 | 14.4 | 15.7 | 17.1 |
| 93.0 | 10.7 | 11.5 | 12.4 | 13.4 | 14.6 | 15.8 | 17.3 |
| 93.5 | 10.7 | 11.6 | 12.5 | 13.5 | 14.7 | 16.0 | 17.4 |
| 94.0 | 10.8 | 11.7 | 12.6 | 13.7 | 14.8 | 16.1 | 17.6 |

续表

| 身长（cm） | 体重（kg） | | | | | | |
|---|---|---|---|---|---|---|---|
| | −3SD | −2SD | −1SD | 中位数 | +1SD | +2SD | +3SD |
| 94.5 | 10.9 | 11.8 | 12.7 | 13.8 | 14.9 | 16.3 | 17.7 |
| 95.0 | 11.0 | 11.9 | 12.8 | 13.9 | 15.1 | 16.4 | 17.9 |
| 95.5 | 11.1 | 12.0 | 12.9 | 14.0 | 15.2 | 16.5 | 18.0 |
| 96.0 | 11.2 | 12.1 | 13.1 | 14.1 | 15.3 | 16.7 | 18.2 |
| 96.5 | 11.3 | 12.2 | 13.2 | 14.3 | 15.5 | 16.8 | 18.4 |
| 97.0 | 11.4 | 12.3 | 13.3 | 14.4 | 15.6 | 17.0 | 18.5 |
| 97.5 | 11.5 | 12.4 | 13.4 | 14.5 | 15.7 | 17.1 | 18.7 |
| 98.0 | 11.6 | 12.5 | 13.5 | 14.6 | 15.9 | 17.3 | 18.9 |
| 98.5 | 11.7 | 12.6 | 13.6 | 14.8 | 16.0 | 17.5 | 19.1 |
| 99.0 | 11.8 | 12.7 | 13.7 | 14.9 | 16.2 | 17.6 | 19.2 |
| 99.5 | 11.9 | 12.8 | 13.9 | 15.0 | 16.3 | 17.8 | 19.4 |
| 100.0 | 12.0 | 12.9 | 14.0 | 15.2 | 16.5 | 18.0 | 19.6 |
| 100.5 | 12.1 | 13.0 | 14.1 | 15.3 | 16.6 | 18.1 | 19.8 |
| 101.0 | 12.2 | 13.2 | 14.2 | 15.4 | 16.8 | 18.3 | 20.0 |
| 101.5 | 12.3 | 13.3 | 14.4 | 15.6 | 16.9 | 18.5 | 20.2 |
| 102.0 | 12.4 | 13.4 | 14.5 | 15.7 | 17.1 | 18.7 | 20.4 |
| 102.5 | 12.5 | 13.5 | 14.6 | 15.9 | 17.3 | 18.8 | 20.6 |
| 103.0 | 12.6 | 13.6 | 14.8 | 16.0 | 17.4 | 19.0 | 20.8 |
| 103.5 | 12.7 | 13.7 | 14.9 | 16.2 | 17.6 | 19.2 | 21.0 |
| 104.0 | 12.8 | 13.9 | 15.0 | 16.3 | 17.8 | 19.4 | 21.2 |
| 104.5 | 12.9 | 14.0 | 15.2 | 16.5 | 17.9 | 19.6 | 21.5 |
| 105.0 | 13.0 | 14.1 | 15.3 | 16.6 | 18.1 | 19.8 | 21.7 |
| 105.5 | 13.2 | 14.2 | 15.4 | 16.8 | 18.3 | 20.0 | 21.9 |
| 106.0 | 13.3 | 14.4 | 15.6 | 16.9 | 18.5 | 20.2 | 22.1 |
| 106.5 | 13.4 | 14.5 | 15.7 | 17.1 | 18.6 | 20.4 | 22.4 |
| 107.0 | 13.5 | 14.6 | 15.9 | 17.3 | 18.8 | 20.6 | 22.6 |
| 107.5 | 13.6 | 14.7 | 16.0 | 17.4 | 19.0 | 20.8 | 22.8 |
| 108.0 | 13.7 | 14.9 | 16.2 | 17.6 | 19.2 | 21.0 | 23.1 |
| 108.5 | 13.8 | 15.0 | 16.3 | 17.8 | 19.4 | 21.2 | 23.3 |
| 109.0 | 14.0 | 15.1 | 16.5 | 17.9 | 19.6 | 21.4 | 23.6 |
| 109.5 | 14.1 | 15.3 | 16.6 | 18.1 | 19.8 | 21.7 | 23.8 |
| 110.0 | 14.2 | 15.4 | 16.8 | 18.3 | 20.0 | 21.9 | 24.1 |

### 男童体重／身高标准差数值表

| 身高（cm） | 体重（kg） | | | | | | |
|---|---|---|---|---|---|---|---|
| | −3SD | −2SD | −1SD | 中位数 | +1SD | +2SD | +3SD |
| 65.0 | 5.9 | 6.3 | 6.9 | 7.4 | 8.1 | 8.8 | 9.6 |
| 65.5 | 6.0 | 6.4 | 7.0 | 7.6 | 8.2 | 8.9 | 9.8 |
| 66.0 | 6.1 | 6.5 | 7.1 | 7.7 | 8.3 | 9.1 | 9.9 |
| 66.5 | 6.1 | 6.6 | 7.2 | 7.8 | 8.5 | 9.2 | 10.1 |
| 67.0 | 6.2 | 6.7 | 7.3 | 7.9 | 8.6 | 9.4 | 10.2 |
| 67.5 | 6.3 | 6.8 | 7.4 | 8.0 | 8.7 | 9.5 | 10.4 |
| 68.0 | 6.4 | 6.9 | 7.5 | 8.1 | 8.8 | 9.6 | 10.5 |
| 68.5 | 6.5 | 7.0 | 7.6 | 8.2 | 9.0 | 9.8 | 10.7 |
| 69.0 | 6.6 | 7.1 | 7.7 | 8.4 | 9.1 | 9.9 | 10.8 |
| 69.5 | 6.7 | 7.2 | 7.8 | 8.5 | 9.2 | 10.0 | 11.0 |
| 70.0 | 6.8 | 7.3 | 7.9 | 8.6 | 9.3 | 10.2 | 11.1 |
| 70.5 | 6.9 | 7.4 | 8.0 | 8.7 | 9.5 | 10.3 | 11.3 |
| 71.0 | 6.9 | 7.5 | 8.1 | 8.8 | 9.6 | 10.4 | 11.4 |
| 71.5 | 7.0 | 7.6 | 8.2 | 8.9 | 9.7 | 10.6 | 11.6 |
| 72.0 | 7.1 | 7.7 | 8.3 | 9.0 | 9.8 | 10.7 | 11.7 |
| 72.5 | 7.2 | 7.8 | 8.4 | 9.1 | 9.9 | 10.8 | 11.8 |
| 73.0 | 7.3 | 7.9 | 8.5 | 9.2 | 10.0 | 11.0 | 12.0 |
| 73.5 | 7.4 | 7.9 | 8.6 | 9.3 | 10.2 | 11.1 | 12.1 |
| 74.0 | 7.4 | 8.0 | 8.7 | 9.4 | 10.3 | 11.2 | 12.2 |
| 74.5 | 7.5 | 8.1 | 8.8 | 9.5 | 10.4 | 11.3 | 12.4 |
| 75.0 | 7.6 | 8.2 | 8.9 | 9.6 | 10.5 | 11.4 | 12.5 |
| 75.5 | 7.7 | 8.3 | 9.0 | 9.7 | 10.6 | 11.6 | 12.6 |
| 76.0 | 7.7 | 8.4 | 9.1 | 9.8 | 10.7 | 11.7 | 12.8 |
| 76.5 | 7.8 | 8.5 | 9.2 | 9.9 | 10.8 | 11.8 | 12.9 |
| 77.0 | 7.9 | 8.5 | 9.2 | 10.0 | 10.9 | 11.9 | 13.0 |
| 77.5 | 8.0 | 8.6 | 9.3 | 10.1 | 11.0 | 12.0 | 13.1 |
| 78.0 | 8.0 | 8.7 | 9.4 | 10.2 | 11.1 | 12.1 | 13.3 |
| 78.5 | 8.1 | 8.8 | 9.5 | 10.3 | 11.2 | 12.2 | 13.4 |
| 79.0 | 8.2 | 8.8 | 9.6 | 10.4 | 11.3 | 12.3 | 13.5 |
| 79.5 | 8.3 | 8.9 | 9.7 | 10.5 | 11.4 | 12.4 | 13.6 |
| 80.0 | 8.3 | 9.0 | 9.7 | 10.6 | 11.5 | 12.6 | 13.7 |
| 80.5 | 8.4 | 9.1 | 9.8 | 10.7 | 11.6 | 12.7 | 13.8 |
| 81.0 | 8.5 | 9.2 | 9.9 | 10.8 | 11.7 | 12.8 | 14.0 |

续表

| 身高（cm） | 体重（kg） | | | | | | |
| --- | --- | --- | --- | --- | --- | --- | --- |
| | −3SD | −2SD | −1SD | 中位数 | +1SD | +2SD | +3SD |
| 81.5 | 8.6 | 9.3 | 10.0 | 10.9 | 11.8 | 12.9 | 14.1 |
| 82.0 | 8.7 | 9.3 | 10.1 | 11.0 | 11.9 | 13.0 | 14.2 |
| 82.5 | 8.7 | 9.4 | 10.2 | 11.1 | 12.1 | 13.1 | 14.4 |
| 83.0 | 8.8 | 9.5 | 10.3 | 11.2 | 12.2 | 13.3 | 14.5 |
| 83.5 | 8.9 | 9.6 | 10.4 | 11.3 | 12.3 | 13.4 | 14.6 |
| 84.0 | 9.0 | 9.7 | 10.5 | 11.4 | 12.4 | 13.5 | 14.8 |
| 84.5 | 9.1 | 9.9 | 10.7 | 11.5 | 12.5 | 13.7 | 14.9 |
| 85.0 | 9.2 | 10.0 | 10.8 | 11.7 | 12.7 | 13.8 | 15.1 |
| 85.5 | 9.3 | 10.1 | 10.9 | 11.8 | 12.8 | 13.9 | 15.2 |
| 86.0 | 9.4 | 10.2 | 11.0 | 11.9 | 12.9 | 14.1 | 15.4 |
| 86.5 | 9.5 | 10.3 | 11.1 | 12.0 | 13.1 | 14.2 | 15.5 |
| 87.0 | 9.6 | 10.4 | 11.2 | 12.2 | 13.2 | 14.4 | 15.7 |
| 87.5 | 9.7 | 10.5 | 11.3 | 12.3 | 13.3 | 14.5 | 15.8 |
| 88.0 | 9.8 | 10.6 | 11.5 | 12.4 | 13.5 | 14.7 | 16.0 |
| 88.5 | 9.9 | 10.7 | 11.6 | 12.5 | 13.6 | 14.8 | 16.1 |
| 89.0 | 10.0 | 10.8 | 11.7 | 12.6 | 13.7 | 14.9 | 16.3 |
| 89.5 | 10.1 | 10.9 | 11.8 | 12.8 | 13.9 | 15.1 | 16.4 |
| 90.0 | 10.2 | 11.0 | 11.9 | 12.9 | 14.0 | 15.2 | 16.6 |
| 90.5 | 10.3 | 11.1 | 12.0 | 13.0 | 14.1 | 15.3 | 16.7 |
| 91.0 | 10.4 | 11.2 | 12.1 | 13.1 | 14.2 | 15.5 | 16.9 |
| 91.5 | 10.5 | 11.3 | 12.2 | 13.2 | 14.4 | 15.6 | 17.0 |
| 92.0 | 10.6 | 11.4 | 12.3 | 13.4 | 14.5 | 15.8 | 17.2 |
| 92.5 | 10.7 | 11.5 | 12.4 | 13.5 | 14.6 | 15.9 | 17.3 |
| 93.0 | 10.8 | 11.6 | 12.6 | 13.6 | 14.7 | 16.0 | 17.5 |
| 93.5 | 10.9 | 11.7 | 12.7 | 13.7 | 14.9 | 16.2 | 17.6 |
| 94.0 | 11.0 | 11.8 | 12.8 | 13.8 | 15.0 | 16.3 | 17.8 |
| 94.5 | 11.1 | 11.9 | 12.9 | 13.9 | 15.1 | 16.5 | 17.9 |
| 95.0 | 11.1 | 12.0 | 13.0 | 14.1 | 15.3 | 16.6 | 18.1 |
| 95.5 | 11.2 | 12.1 | 13.1 | 14.2 | 15.4 | 16.7 | 18.3 |
| 96.0 | 11.3 | 12.2 | 13.2 | 14.3 | 15.5 | 16.9 | 18.4 |
| 96.5 | 11.4 | 12.3 | 13.3 | 14.4 | 15.7 | 17.0 | 18.6 |
| 97.0 | 11.5 | 12.4 | 13.4 | 14.6 | 15.8 | 17.2 | 18.8 |
| 97.5 | 11.6 | 12.5 | 13.6 | 14.7 | 15.9 | 17.4 | 18.9 |

| 身高（cm） | 体重（kg） | | | | | | |
|---|---|---|---|---|---|---|---|
| | −3SD | −2SD | −1SD | 中位数 | +1SD | +2SD | +3SD |
| 98.0 | 11.7 | 12.6 | 13.7 | 14.8 | 16.1 | 17.5 | 19.1 |
| 98.5 | 11.8 | 12.8 | 13.8 | 14.9 | 16.2 | 17.7 | 19.3 |
| 99.0 | 11.9 | 12.9 | 13.9 | 15.1 | 16.4 | 17.9 | 19.5 |
| 99.5 | 12.0 | 13.0 | 14.0 | 15.2 | 16.5 | 18.0 | 19.7 |
| 100.0 | 12.1 | 13.1 | 14.2 | 15.4 | 16.7 | 18.2 | 19.9 |
| 100.5 | 12.2 | 13.2 | 14.3 | 15.5 | 16.9 | 18.4 | 20.1 |
| 101.0 | 12.3 | 13.3 | 14.4 | 15.6 | 17.0 | 18.5 | 20.3 |
| 101.5 | 12.4 | 13.4 | 14.5 | 15.8 | 17.2 | 18.7 | 20.5 |
| 102.0 | 12.5 | 13.6 | 14.7 | 15.9 | 17.3 | 18.9 | 20.7 |
| 102.5 | 12.6 | 13.7 | 14.8 | 16.1 | 17.5 | 19.1 | 20.9 |
| 103.0 | 12.8 | 13.8 | 14.9 | 16.2 | 17.7 | 19.3 | 21.1 |
| 103.5 | 12.9 | 13.9 | 15.1 | 16.4 | 17.8 | 19.5 | 21.3 |
| 104.0 | 13.0 | 14.0 | 15.2 | 16.5 | 18.0 | 19.7 | 21.6 |
| 104.5 | 13.1 | 14.2 | 15.4 | 16.7 | 18.2 | 19.9 | 21.8 |
| 105.0 | 13.2 | 14.3 | 15.5 | 16.8 | 18.4 | 20.1 | 22.0 |
| 105.5 | 13.3 | 14.4 | 15.6 | 17.0 | 18.5 | 20.3 | 22.2 |
| 106.0 | 13.4 | 14.5 | 15.8 | 17.2 | 18.7 | 20.5 | 22.5 |
| 106.5 | 13.5 | 14.7 | 15.9 | 17.3 | 18.9 | 20.7 | 22.7 |
| 107.0 | 13.7 | 14.8 | 16.1 | 17.5 | 19.1 | 20.9 | 22.9 |
| 107.5 | 13.8 | 14.9 | 16.2 | 17.7 | 19.3 | 21.1 | 23.2 |
| 108.0 | 13.9 | 15.1 | 16.4 | 17.8 | 19.5 | 21.3 | 23.4 |
| 108.5 | 14.0 | 15.2 | 16.5 | 18.0 | 19.7 | 21.5 | 23.7 |
| 109.0 | 14.1 | 15.3 | 16.7 | 18.2 | 19.8 | 21.8 | 23.9 |
| 109.5 | 14.3 | 15.5 | 16.8 | 18.3 | 20.0 | 22.0 | 24.2 |
| 110.0 | 14.4 | 15.6 | 17.0 | 18.5 | 20.2 | 22.2 | 24.4 |
| 110.5 | 14.5 | 15.8 | 17.1 | 18.7 | 20.4 | 22.4 | 24.7 |
| 111.0 | 14.6 | 15.9 | 17.3 | 18.9 | 20.7 | 22.7 | 25.0 |
| 111.5 | 14.8 | 16.0 | 17.5 | 19.1 | 20.9 | 22.9 | 25.2 |
| 112.0 | 14.9 | 16.2 | 17.6 | 19.2 | 21.1 | 23.1 | 25.5 |
| 112.5 | 15.0 | 16.3 | 17.8 | 19.4 | 21.3 | 23.4 | 25.8 |
| 113.0 | 15.2 | 16.5 | 18.0 | 19.6 | 21.5 | 23.6 | 26.0 |
| 113.5 | 15.3 | 16.6 | 18.1 | 19.8 | 21.7 | 23.9 | 26.3 |
| 114.0 | 15.4 | 16.8 | 18.3 | 20.0 | 21.9 | 24.1 | 26.6 |

续表

| 身高（cm） | 体重（kg） | | | | | | |
|---|---|---|---|---|---|---|---|
| | −3SD | −2SD | −1SD | 中位数 | +1SD | +2SD | +3SD |
| 114.5 | 15.6 | 16.9 | 18.5 | 20.2 | 22.1 | 24.4 | 26.9 |
| 115.0 | 15.7 | 17.1 | 18.6 | 20.4 | 22.4 | 24.6 | 27.2 |
| 115.5 | 15.8 | 17.2 | 18.8 | 20.6 | 22.6 | 24.9 | 27.5 |
| 116.0 | 16.0 | 17.4 | 19.0 | 20.8 | 22.8 | 25.1 | 27.8 |
| 116.5 | 16.1 | 17.5 | 19.2 | 21.0 | 23.0 | 25.4 | 28.0 |
| 117.0 | 16.2 | 17.7 | 19.3 | 21.2 | 23.3 | 25.6 | 28.3 |
| 117.5 | 16.4 | 17.9 | 19.5 | 21.4 | 23.5 | 25.9 | 28.6 |
| 118.0 | 16.5 | 18.0 | 19.7 | 21.6 | 23.7 | 26.1 | 28.9 |
| 118.5 | 16.7 | 18.2 | 19.9 | 21.8 | 23.9 | 26.4 | 29.2 |
| 119.0 | 16.8 | 18.3 | 20.0 | 22.0 | 24.1 | 26.6 | 29.5 |
| 119.5 | 16.9 | 18.5 | 20.2 | 22.2 | 24.4 | 26.9 | 29.8 |
| 120.0 | 17.1 | 18.6 | 20.4 | 22.4 | 24.6 | 27.2 | 30.1 |
| 120.5 | 16.9 | 18.7 | 20.6 | 22.4 | 24.9 | 27.4 | 29.8 |
| 121.0 | 17.0 | 18.9 | 20.7 | 22.6 | 25.1 | 27.6 | 30.2 |
| 121.5 | 17.2 | 19.1 | 20.9 | 22.8 | 25.4 | 27.9 | 30.5 |
| 120.0 | 17.4 | 19.2 | 21.1 | 23.0 | 25.6 | 28.3 | 30.9 |
| 122.5 | 17.5 | 19.4 | 21.3 | 23.2 | 25.9 | 28.6 | 31.2 |
| 123.0 | 17.7 | 19.6 | 21.5 | 23.4 | 26.2 | 28.9 | 31.6 |
| 123.5 | 17.9 | 19.8 | 21.7 | 23.6 | 26.4 | 29.2 | 32.0 |
| 124.0 | 18.0 | 20.0 | 21.9 | 23.9 | 26.7 | 29.5 | 32.4 |
| 124.5 | 18.2 | 20.2 | 22.1 | 24.1 | 27.0 | 29.9 | 32.7 |
| 125.0 | 18.4 | 20.4 | 22.3 | 24.3 | 27.2 | 30.2 | 33.1 |
| 125.5 | 18.6 | 20.5 | 22.5 | 24.5 | 27.5 | 30.5 | 33.5 |
| 126.0 | 18.7 | 20.7 | 22.8 | 24.8 | 27.8 | 30.9 | 33.9 |
| 126.5 | 18.9 | 20.9 | 23.0 | 25.0 | 28.1 | 31.2 | 34.4 |
| 127.0 | 19.1 | 21.1 | 23.2 | 25.2 | 28.4 | 31.6 | 34.8 |
| 127.5 | 19.2 | 21.3 | 23.4 | 25.5 | 28.7 | 32.0 | 35.2 |
| 128.0 | 19.4 | 21.5 | 23.6 | 25.7 | 29.0 | 32.2 | 35.6 |
| 128.5 | 19.6 | 21.7 | 23.8 | 26.0 | 29.3 | 32.7 | 36.1 |
| 129.0 | 19.8 | 21.9 | 24.1 | 26.2 | 29.7 | 33.1 | 36.5 |
| 129.5 | 19.9 | 22.1 | 24.3 | 26.5 | 30.0 | 33.5 | 37.0 |
| 130.0 | 20.1 | 22.3 | 24.5 | 26.8 | 30.3 | 33.9 | 37.5 |
| 130.5 | 20.3 | 22.5 | 24.8 | 27.0 | 30.7 | 34.3 | 37.9 |

续表

| 身高（cm） | 体重（kg） | | | | | | |
|---|---|---|---|---|---|---|---|
| | −3SD | −2SD | −1SD | 中位数 | +1SD | +2SD | +3SD |
| 131.0 | 20.4 | 22.7 | 25.0 | 27.3 | 31.0 | 34.7 | 38.4 |
| 131.5 | 20.6 | 22.9 | 25.2 | 27.6 | 31.3 | 35.1 | 38.9 |
| 132.0 | 20.8 | 23.1 | 25.5 | 27.8 | 31.7 | 35.5 | 39.4 |
| 132.5 | 21.0 | 23.3 | 25.7 | 28.1 | 32.1 | 36.0 | 39.9 |
| 133.0 | 21.1 | 23.6 | 26.0 | 28.4 | 32.4 | 36.4 | 40.4 |
| 133.5 | 21.3 | 23.8 | 26.2 | 28.7 | 32.8 | 36.9 | 40.9 |
| 134.0 | 21.5 | 24.0 | 26.5 | 29.0 | 33.2 | 37.3 | 41.5 |
| 134.5 | 21.6 | 24.2 | 26.7 | 29.3 | 33.5 | 37.8 | 42.0 |
| 135.0 | 21.8 | 24.4 | 27.0 | 29.6 | 33.9 | 38.2 | 42.5 |
| 135.5 | 22.0 | 24.6 | 27.3 | 29.9 | 34.3 | 38.7 | 43.1 |
| 136.0 | 22.1 | 24.8 | 27.5 | 30.2 | 34.7 | 39.2 | 43.7 |
| 136.5 | 22.3 | 25.0 | 27.8 | 30.6 | 35.1 | 39.7 | 44.2 |
| 137.0 | 22.4 | 25.3 | 28.1 | 30.9 | 35.5 | 40.2 | 44.8 |
| 137.5 | 22.6 | 25.5 | 28.4 | 31.2 | 36.0 | 40.7 | 45.4 |
| 138.0 | 22.8 | 25.7 | 28.6 | 31.6 | 36.4 | 41.2 | 46.0 |
| 138.5 | 22.9 | 25.9 | 28.9 | 31.9 | 36.8 | 41.7 | 46.6 |
| 139.0 | 23.1 | 26.1 | 29.2 | 32.3 | 37.2 | 42.2 | 47.2 |
| 139.5 | 23.2 | 26.4 | 29.5 | 32.6 | 37.7 | 42.8 | 47.9 |
| 140.0 | 23.4 | 26.6 | 29.8 | 33.0 | 38.1 | 43.3 | 48.5 |
| 140.5 | 23.5 | 26.8 | 30.1 | 33.3 | 38.6 | 43.9 | 49.1 |
| 141.0 | 23.7 | 27.0 | 30.4 | 33.7 | 39.1 | 44.4 | 49.8 |
| 141.5 | 23.8 | 27.2 | 30.7 | 34.1 | 39.5 | 45.0 | 50.5 |
| 142.0 | 24.0 | 27.5 | 31.0 | 34.5 | 40.0 | 45.6 | 51.1 |
| 142.5 | 24.1 | 27.7 | 31.3 | 34.8 | 40.5 | 46.2 | 51.8 |
| 143.0 | 24.2 | 27.9 | 31.6 | 35.2 | 41.0 | 46.7 | 52.5 |
| 143.5 | 24.4 | 28.1 | 31.9 | 35.6 | 41.5 | 47.3 | 53.2 |
| 144.0 | 24.5 | 28.4 | 32.2 | 36.1 | 42.0 | 48.0 | 53.9 |
| 144.5 | 24.7 | 28.6 | 32.5 | 36.5 | 42.5 | 48.6 | 54.6 |
| 145.0 | 24.8 | 28.8 | 32.8 | 36.9 | 43.0 | 49.2 | 55.4 |

# 附录五

## 婴幼儿热量、水、脂肪、蛋白质参考摄入量表

### （引自中国居民膳食指南 2016）

| 年　龄 | 水<br>[mL/(kg.d)]* | 能量需要量（EER）<br>（kcal/d） | | 宏量营养素可接受范围<br>（AMDR） | | 推荐营养素摄入量<br>（RNI） | |
|---|---|---|---|---|---|---|---|
| | | 男 | 女 | 总碳水化合物<br>（%E） | 总脂肪<br>（%E） | 蛋白质<br>（g/d） | |
| 0~1 周 | — | 60kcal/（kg.d）* | | — | 48（AI） | 9（AI） | 9（AI） |
| 1~3 周 | — | 100kcal/（kg.d）* | | — | 48（AI） | 9（AI） | 9（AI） |
| 3 周~6 个月 | 105~155 | 90kcal/（kg.d） | | — | 48（AI） | 9（AI） | 9（AI） |
| 6~12 个月 | 105~155 | 80kcal/（kg.d） | | — | 40（AI） | 20 | 20 |
| 1~2 岁 | 100~150 | 900 | 800 | 50~65 | 35（AI） | 25 | 25 |
| 2~3 岁 | 100~150 | 1 100 | 1 000 | 50~65 | 35（AI） | 25 | 25 |
| 3~4 岁 | 100~150 | 1 250 | 1 200 | 50~65 | 35（AI） | 30 | 30 |

注：水量包括食物中的水及饮水中的水；%E 占能量的百分比；"—"未制定参考值；带 *
内容引自《诸福棠实用儿科学（第 8 版）》。

想了解各年龄段中国居民热量、水、脂肪、蛋白质参考
摄入量，可扫描文旁二维码。

# 附录六

## 中国居民脂溶性维生素推荐摄入量（RNI）或适宜摄入量（AI）（部分年龄段）

| 年　龄 | 维生素 A（ugRAE/d）[①] | 维生素 D（ug/d）[②] | 维生素 E（mg α-TE/d）[③] | 维生素 K（ug/d） |
|---|---|---|---|---|
| | RNI | RNI | AI | AI |
| 0~0.5 岁 | 300（AI） | 10（AI） | 3 | 2 |
| 0.5~1 岁 | 350（AI） | 10（AI） | 4 | 10 |
| 1~3 岁 | 310 | 10 | 6 | 30 |
| 18 岁以上 | 700 | 10 | 14 | 80 |
| 孕早期 | 700 | 10 | 14 | 80 |
| 孕中期 | 770 | 10 | 14 | 80 |
| 孕晚期 | 770 | 10 | 14 | 80 |
| 哺乳期 | 1300 | 10 | 17 | 80 |

注：① RAE = 视黄醇活性当量；② 1ug=40U；α-TE= α-生育酚当量

想了解各年龄段中国居民脂溶性维生素参考摄入量，可扫描文旁二维码。

# 附录七

## 中国居民水溶性维生素推荐摄入量（RNI）
## 或适宜摄入量（AI）（部分年龄段）

| 年龄 | VitB$_1$ mg/d | VitB$_2$ mg/d | VitB$_6$ mg/d | VitB$_{12}$ ug/d | 泛酸（mg/d） | 叶酸 ugDFE/d | 烟酸 mgNE/d | 胆碱（mg/d） | 生物素（ug/d） | VitC mg/d |
|---|---|---|---|---|---|---|---|---|---|---|
| | RNI | RNI | RNI | RNI | AI | AI | RNI | AI | AI | RNI |
| 0~0.5岁 | 0.1（AI） | 0.4（AI） | 0.2（AI） | 0.3（AI） | 1.7 | 65（AI） | 2（AI） | 120 | 5 | 40（AI） |
| 0.5~1岁 | 0.3（AI） | 0.5（AI） | 0.4（AI） | 0.6（AI） | 1.9 | 100（AI） | 3（AI） | 150 | 9 | 40（AI） |
| 1~3岁 | 0.6 | 0.6 | 0.6 | 1.0 | 2.1 | 160 | 6 | 200 | 17 | 40 |
| 18岁以上 | 1.2 | 1.2 | 1.4 | 2.4 | 5.0 | 400 | 12 | 400 | 40 | 100 |
| 孕早期 | 1.2 | 1.2 | 2.2 | 2.9 | 6.0 | 600 | 12 | 420 | 40 | 100 |
| 孕中期 | 1.4 | 1.4 | 2.2 | 2.9 | 6.0 | 600 | 12 | 420 | 40 | 115 |
| 孕晚期 | 1.5 | 1.5 | 2.2 | 2.9 | 6.0 | 600 | 12 | 420 | 40 | 115 |
| 哺乳期 | 1.5 | 1.5 | 1.7 | 3.2 | 7.0 | 550 | 15 | 520 | 50 | 150 |

　　想了解各年龄段中国居民水溶性维生素推荐摄入量（RNI）或适宜摄入量（AI），可扫描文旁二维码。

# 附录八

## 中国居民矿物质推荐摄入量（RNI）
## 或适宜摄入量（AI）（部分年龄段）

| 年龄 | 钙（mg/d） | 磷（mg/d） | 镁（mg/d） | 铁（mg/d） | 碘（ug/d） | 锌（mg/d） | 硒（ug/d） | 铜（mg/d） | 氟（mg/d） | 铬（ug/d） | 锰（mg/d） | 钼（ug/d） |
|---|---|---|---|---|---|---|---|---|---|---|---|---|
| | RNI | RNI | RNI | RNI | RNI | RNI | RNI | RNI | AI | AI | AI | RNI |
| 0～0.5岁 | 200（AI） | 100（AI） | 20（AI） | 0.3（AI） | 85（AI） | 2.0 | 15（AI） | 0.3（AI） | 0.01 | 0.2 | 0.01 | 2（AI） |
| 0.5～1岁 | 250（AI） | 180（AI） | 65（AI） | 10 | 115（AI） | 3.5 | 20（AI） | 0.3（AI） | 0.23 | 4 | 0.7 | 15（AI） |
| 1～3岁 | 600 | 300 | 140 | 9 | 90 | 4.0 | 25 | 0.3 | 0.6 | 15 | 1.5 | 40 |
| 18岁以上 | 800 | 720 | 330 | 20 | 120 | 7.5 | 60 | 0.8 | 1.5 | 30 | 4.5 | 100 |
| 孕早期 | 800 | 720 | 370 | 20 | 230 | 9.5 | 65 | 0.9 | 1.5 | 31 | 4.9 | 110 |
| 孕中期 | 1000 | 720 | 370 | 24 | 230 | 9.5 | 65 | 0.9 | 1.5 | 34 | 4.9 | 110 |
| 孕晚期 | 1000 | 720 | 370 | 29 | 230 | 9.5 | 65 | 0.9 | 1.5 | 36 | 4.9 | 110 |
| 乳母 | 1000 | 720 | 330 | 24 | 240 | 12 | 78 | 1.4 | 1.5 | 37 | 4.8 | 113 |

想了解各年龄段中国居民矿物质推荐摄入量（RNI）或适宜摄入量（AI），可扫描文旁二维码。

# 参考文献

1. 刘湘云，陈荣华，赵正言．儿童保健学（第4版）［M］．南京：江苏科学技术出版社，2011.

2. 中国营养学会．中国居民膳食指南（2016）［M］．北京：人民卫生出版社，2016.

3. 江载芳，申昆玲，沈颖．诸福棠实用儿科学（第8版）［M］．北京：人民卫生出版社，2015.

4. 中国营养学会．中国居民膳食营养素参考摄入量（2013版）［M］．北京：科学出版社，2014.

5. 中国疾病预防控制中心营养与食品安全所．中国食物成分表（第2版）［M］．北京：北京大学医学出版社，2009.

6. 中华医学会儿科分会．儿童保健与发育行为诊疗规范［M］．北京：人民卫生出版社，2015.

7. 葛可佑．中国营养师培训教材［M］．北京：人民卫生出版社，2005.

8.《中华儿科杂志》编辑委员会，中华医学会儿科学分会儿童保健学组：0～3岁婴幼儿喂养建议（基层医师版）［J］．中华儿科杂志，2016（12）.

9.《中华儿科杂志》编辑委员会，中华医学会儿科分会儿童保健学组．中国儿童体格生长评价建议［J］．中华儿科杂志，2015（12）.

10. 中华医学会骨质疏松和骨矿盐疾病分会．原发性骨质疏松症诊疗指南（2017）［J］．中华骨质疏松和骨矿盐疾病杂志，2017（5）.

11. 中华医学会骨质疏松和骨矿盐疾病分会．2018维生素D及其类似物临床应用共识（中）［J］．中华内分泌代谢杂志，2018（3）.

12. 中华医学会，中国营养学会．母乳喂养促进策略指南（2018版）［J］．中华儿科杂志，2018（4）.

13.《中华儿科杂志》编辑委员会，中华医学会儿科学分会儿童保健学组. 婴幼儿喂养建议［J］. 中华儿科杂志，2009（7）.

14. 黎海芪.《婴幼儿喂养建议》解读［J］. 中华儿科杂志，2009（7）.

15. 儿童喂养与营养指导技术规范［J］. 中国儿童保健杂志，2012（8）.

16.《中华儿科杂志》编辑委员会，中华医学会儿科学分会儿童保健学组，中华医学会儿科学分会新生儿学组. 早产、低出生体重儿出院后喂养建议［J］. 中华儿科杂志，2016（1）.

17. 王丹华. 早产／低出生体重儿出院后喂养建议解读［J］. 北京医学，2016（8）.

18. 中华医学会儿科学分会儿童保健学组. 儿童微量营养素缺乏防治建议［J］. 中华儿科杂志，2010（7）.

19. 食品安全国家标准特殊医学用途婴儿配方食品通则［C］. 河北省临床营养年会暨营养专业质控中心成立大会，2013.

20. 蒋竞雄. 儿童单纯肥胖症的行为矫正和膳食指导[J]. 中华全科医师杂志，2009（6）.

21. World Health Organization and UNICEF. Global Strategy for infant and young child feeding［M］. Geneva：World Health Organization. 2003.

22. Linne Y.Dye L，Barkeling B，Rossner S. Weight development over time in parous women-the SPAWN study-15 years follow-up［J］. International Journal of Obesity and Related Metabolic Disorder，2003，27：1516-1522.

23. Mamun AA，Kinarivala M，O'Callaghan MJ，et a1. Associations of excess weight gain during pregnancy with long-term maternal overweight and obesity：evidence from 21-year postpartum follow-up［J］. Am J C1in Nutr，2010（5）.

24. Dewey KG，Lovelady CA，Nommsen-Rivers LA，et a1. A randomized study of the effects of aerobic exercise by lactating women on breast-milk volume and composition［J］. N Engl J Med，1994（7）.

25. Lovelady C. Balancing exercise and food intake with laeration to promote

post-partum weight loss［J］. Proc Nutr Soc，2011（2）.

26. Ndikom CM，Fawole B. Ilesanmi RE. Extra fluids for breastfeeding mothers for increasing milk production［J/OL］. Cochrane Database Syst Rev，2014（61）：CD008758.（2014-06-11）［2018-01-01］. http：//onlinelibrary.wiley.com/doi/10.1002/14651858.CD008758.pub2/pdf.DOI：10.1002/14651858.CD008758.pub2.

27. Munns C.F.，Shaw N.，Kiely M，et al. Global consensus recommendations on preventionand management of nutritional rickets［J］. Journal of Clinical Endocrinology and Metabolism，2016（2）.

28. MacDonald R. Prioritising neglected diseases related to poverty［J］. Brit Med J，2005（1）.